Heilen und vorbeugen mit Wein

Dr. med. Franz-Anselm Graf v. Ingelheim
Ingo Swoboda

HEILEN UND VORBEUGEN MIT WEIN

Mit Beiträgen von Michael Broadbent
und Prof. Dr. med. Klaus Jung

FALKEN
TaschenBuch

Zum Thema „Wein“ sind im FALKEN Verlag folgende Titel erschienen:
Was Weinfreunde wissen wollen (Nr. 1224)
Wein richtig genießen lernen (Nr. 4809)
Weine, Säfte, Liköre und Sekt selbstgemacht (Nr. 0702)
Bitte fragen Sie in Ihrer Buchhandlung.

Dieses Buch wurde auf chlorfrei gebleichtem
und säurefreiem Papier hergestellt.

Aktualisierte Ausgabe
ISBN 3 635 60311 2

Umschlaggestaltung: Rincón² Design & Produktion, Köln
Layout: Horst Bachmann
Redaktion: Irene Nießen, Weinheim/Sabine Weeke
Herstellung: Beate Müller-Behrens
Titelbild: Tony Stone, München/Gareth Trevor
Zeichnungen: Daniela Schneider, Frankfurt
Satz: Raasch & Partner GmbH, Neu-Isenburg
Druck: Paderborner Druck Centrum

817

Inhaltsverzeichnis

Vorwort

Im Englischen gibt es zwei Redensarten: Die eine besagt „folge dem, was ich sage, nicht was ich tue“, die andere „handle nach deinen Worten“. Beide Sprichwörter gehen davon aus, daß der Lehrer oder Prediger etwas von einem Heuchler hat, der Ratschläge erteilt, die er selbst nicht befolgt. Bezogen auf den Konsum von Wein hat mich meine lange Erfahrung gelehrt, daß bei Medizinern das Gegenteil der Fall ist. Die meisten Ärzte schätzen und genießen Wein als zivilisatorische Annehmlichkeit bei Tisch, und das nicht nur, weil das Getränk Geist und Sinne anregt, sondern weil Wein eine gesunde Ergänzung zum Essen darstellt. Warum dann hüllen sich die Mitglieder der medizinischen Zunft weltweit in tiefes Schweigen, wenn es darum geht, über die positive Wirkung von Wein auf die Gesundheit zu sprechen und die Freude, die mit seinem Genuß verbunden ist?

Natürlich gibt es einige Ärzte, welche die Vorzüge des Weines rühmen. Die einflußreiche und vielgelesene amerikanische Zeitschrift WINE SPECTATOR hat jüngst einen Arzt vorgestellt, der sich in einer regelmäßig erscheinenden Kolumne mit dem Thema Wein und Gesundheit auseinandersetzt. In Kalifornien treffen die Mitglieder der vor mehr als fünfzig Jahren gegründeten Society of Friends of Wine regelmäßig zu Wein-Dinnern zusammen, bei denen ein Gastredner Wissenswertes zum Thema Wein und Gesundheit referiert. Diese Gespräche werden zusammen mit anderen Artikeln über die medizinischen Vorzüge des Weines in der Mitgliederzeitschrift abgedruckt.

Daß Mediziner über Wein schreiben, ist nicht neu. Der Arzt Arnaldus von Villanova verfaßte 1310 mit „Liber de Vinis“ das erste Buch über Wein. Es wurde nach Erfindung der Druckpresse 1478 veröffentlicht. In Frankreich war es überraschend Rabelais, ein Absolvent der medizinischen Fakultät der Universität von Montpellier. Das erste englische Buch über Wein wurde verfaßt von William Turner, einem Arzt, der im 16. Jahrhundert gelebt hat. Die drei nachfolgenden „Klassiker“ über Wein wurden allesamt von Medizinern verfaßt: „Wine of the Ancients“ von Sir Edward Barry (1775), „A History of Ancient and Modern Wines“ von Alexander Henderson (1825) und „A History and Description of Modern Wines“ von Cyris Redding. Dennoch sind die guten

Nachrichten und die Fakten über die positiven Wirkungen des Weines auf die Gesundheit wenig verbreitet.

Verschärfend kommt hinzu, daß eine zögerliche Medizinerschaft nichts oder nur wenig tut, um den Übertreibungen der Neo-Prohibitionisten zu begegnen, die mit allen Mitteln Wein in Verbindung zu bringen suchen mit Autounfällen, Geburtsschäden und jeder Form sozialen Mißstands. Eines der Probleme ist, daß Wein in der Tat Alkohol enthält, und Alkohol in den politically korrekten Augen vieler Menschen in die Kategorie „Teufelszeug" gehört.

Eine der für den Wein schädlichsten Kampagnen ist „Alkohol am Steuer". Das Problem hierbei ist, daß zwar der schwere Trinker gemeint ist, der Rüpel, der jeden Abend in der Kneipe hockt und sich mit Bier vollaufen läßt, am Ende aber der moderate Weintrinker nicht nur bedroht, sondern auch bestraft wird. Werden auch Unfälle von Betrunkenen am Steuer verursacht, so liegt die Zahl der Unfälle, bei denen Alkohol nicht im Spiel ist, weitaus höher.

In Amerika hat der Juristenberuf sich derartig habgierig entwickelt, werden Rechtsstreite derartig ausgedehnt und schwindelerregende Schadensersatzforderungen gestellt, daß die Weinproduzenten sich für das Etikett mit den obligatorischen Warnungen vor Gefahren für schwangere Frauen usw. entschieden haben. Ein Grund, warum sie dem Druck des Staates nachgegeben haben, ihre Flaschen mit entsprechenden Warnhinweisen zu versehen, liegt darin, daß sie sich dadurch vor einem möglichen Prozeß geschützt fühlen. Nach meinen Informationen haben einige Besitzer des Château premier cru Bordeaux die Gesundheitswarnungen der US-Regierung abgelehnt und beschlossen, sie nicht auf ihren Flaschen abzudrucken. Doch die amerikanischen Importeure haben sie gewarnt, daß sie für wesentliche Schäden verklagt werden könnten, wenn beispielsweise jemand, nachdem er einen Château Lafite getrunken hat, stolpert, sich ein Bein bricht und seinen großzügigen Gastgeber vor den Kadi zerrt.

Es ist gewiß an der Zeit für alle verantwortlichen Schreiber, Erzieher, Ärzte, ihre Stimme lauter vernehmen zu lassen: um zu erklären, daß Wein, wenn er mäßig genossen wird, guttut. Daß zivilisierter Weingenuß mit dem Konsum harter Getränke und exzessivem Biertrinken nicht das Geringste gemein hat. Noch wichtiger ist es, Alkohol und harte Drogen nicht in einem Atemzug zu nennen.

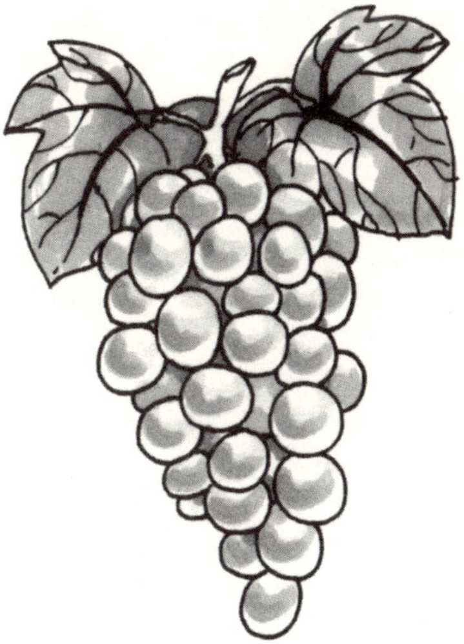

Zu Beginn dieses Vorwortes habe ich erwähnt, daß Ärzte zu den auffallendsten Weinliebhabern und -trinkern zählen. Diese Feststellung beruht auf persönlicher Erfahrung, die ich schon früh während meiner Ausbildung zum Weinhändler Anfang der 50er Jahre in London machte. Buchstäblich alle unserer regelmäßigen Kunden waren praktizierende Ärzte in und um die Harley Street. Als Chef der Weinabteilung von Christie's habe ich in den letzten 30 Jahren festgestellt, daß weltweit Ärzte die Rechtsanwälte übertrumpfen. Die Ärztezunft, ob Neurologen, Dermatologen, Chirurgen oder Allgemeinmediziner sammeln Weine, organisieren Weinproben, schreiben über Wein, schätzen Wein und trinken Wein. Was ihnen guttut, bekommt mit Sicherheit auch ihren Patienten.

Schließlich erinnere ich mich, wenn ich an Wein, Fitneß und Alter denke, an den großen André L. Simon, den Gründer der International Wine and Food Society. Der Gourmet und Weinkenner starb 1970 im Alter von 94 Jahren. Bis zum Schluß besaß er eine bemerkenswerte Energie und ein wunderbares Gedächtnis. Ich kannte ihn gut. Als er Ende 80 war, fragte ich, welchem Umstand er seine gute Gesundheit und sein langes Leben verdanke. Er erwiderte, daß er jeden Morgen eine halbe Flasche Champagner trinke. Ein anderer alter Freund, der glücklicherweise noch sehr vital und energisch mit seinen 92 Jahren ist, gibt sich bescheiden und führt seine Fitneß auf den Genuß von gutem Rotwein zurück. Er war lange Jahre leitender Weineinkäufer der berühmten englischen Weinhändler Harveys of Bristol. Fünf Jahre nach seiner Pensionierung – er war siebzig – gebar seine Frau Zwillinge. Er ist immer noch einer der Direktoren des Château Latour und ein aktives Mitglied zweier exklusiver Britischer Weingesellschaften, des Bordeaux Club und des Saintsbury Club. Ich habe ihn niemals Wein in einem Glas zurücklassen sehen; ich habe ihn nie nachlässig

gekleidet gesehen, und er hat nie einen Kater.
Die Familie Hasslacher leitet seit Generationen das Londoner Import-Haus für Deinhard, Koblenz. Der Senior ging mit Ende 80 immer noch regelmäßig ins Büro. Wein und gute Gesundheit scheinen in diesen Familien zusammenzuhängen, zeigt sich doch auch einer meiner engsten Weinhändlerfreunde, ein anderer Hasslacher, mit Ende 60 von einer geradezu außergewöhnlichen Jugendlichkeit.
Aber ein energiereiches hohes Alter ist nicht alles. Es ist gewiß von höchster Bedeutung, daß das gesamte Leben, Frühling und Sommer und nicht nur Herbst, ein befriedigendes ist. Gute Gesundheit ist dafür die Hauptvoraussetzung. Für eine gute Gesundheit und für einen guten Geist ist der Wein eine der nutzbringendsten Hilfen der Natur.
Dennoch möchten einige Menschen überzeugt werden. Ich bin sicher, daß dieses Buch treffliche Beweise dafür liefern wird, daß Wein, wenn er mäßig konsumiert wird, gut für Sie ist. In vino veritas!

Michael Broadbent
Christie's, London

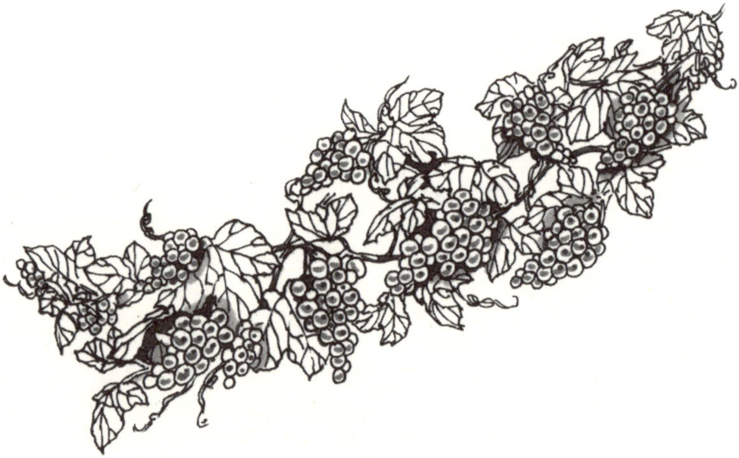

Einleitung

Der Wein gehört zu den ältesten Kulturprodukten der Menschheit und hat bis heute nichts von seiner Faszination verloren. Das mag sicherlich auch damit zusammenhängen, daß Wein als Naturprodukt nicht in beliebigen Mengen produzierbar ist. Die Herstellung von Wein ist immer auch ein Spiel mit der Natur, mit den Launen des Wetters und der Beschaffenheit des Bodens. Wein zu machen ist eine Kunst, und mit jeder Ernte werden Winzer und Kellermeister erneut auf die Probe gestellt.

Unter allen alkoholischen Getränken, ob seit Jahrhunderten bekannt oder erst seit einigen Jahren auf dem Markt, nimmt der Wein eine Sonderstellung ein. Kein anderes Getränk hat im Laufe der Menschheitsgeschichte Landschaften und Kulturen, Poesie und Literatur so nachhaltig geprägt wie der Wein. Die großen europäischen Weinbaugebiete und ihre traditionsreichen Weingüter sind Zeugen dieser Weinkultur, und sie geben ihre Traditionen nach wie vor an den Weinliebhaber und Weingenießer weiter.

In allen Gegenden, in denen Wein getrunken wird, gibt es auch Rezepte und Praktiken, den Wein als Medizin oder anstelle einer Arznei zu verwenden. Dazu nimmt man häufig ganz bestimmte, nach Traubensorte, Bodenbeschaffenheit und Reife ausgesuchte Weine. Die Begleiterscheinungen dieser Rezepturen sind ebenso überliefert wie ihre heilende oder vorbeugende Kraft.

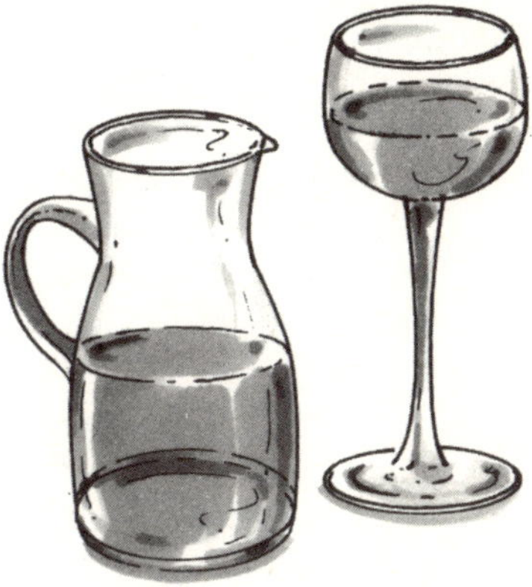

Solche Erfahrungen gaben der medizinischen Wissenschaft nicht nur Anregungen, sondern vermittelten auch der Hausmedizin prägende Erkenntnisse. Seit Jahrhunderten haben Mediziner zufällige wie auch gezielte Beobachtungen zahlreicher Personen über einen längeren Zeitraum hinweg aufgezeichnet und wissenschaftlich ausgewertet und auf diese Weise Erfahrungen

über die Wirkungen und Nebenwirkungen des Weines gesammelt. Man kann bei diesen „Feldversuchen“ von der größten klinischen Prüfung sprechen, denn für kein Medikament sind bisher so umfangreiche Sekundärstudien durchgeführt worden wie für Genuß und Auswirkungen von Wein. Anders ausgedrückt: Wir verfügen heute über ein wissenschaftliches Erfahrungsgut, das in die medizinische Wertung einbezogen werden kann.
Aber natürlich birgt der Wein, wie alle alkoholischen Getränke, auch Gefahren, die hier nicht verharmlost werden sollen. Der Übergang vom gelegentlichen Genuß eines Glases über das Gewohnheitstrinken bis zur Sucht verläuft zumeist schleichend, zerstört oft genug ganze Familien, treibt Betroffene in den Ruin und führt in der Regel zu schweren, irreparablen Gesundheitsschäden. Doch dem kann man vorbeugen. Und wenn man seine eigenen Grenzen kennt, so kann moderater Weingenuß zu einem angenehmen und positiven Erlebnis werden, auf das auch nicht verzichtet werden muß.

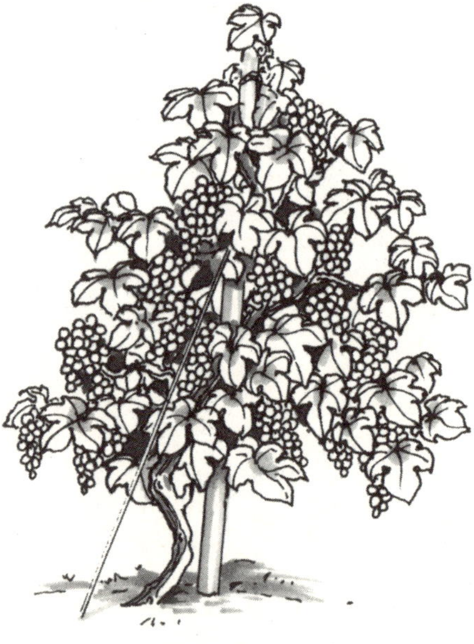

Kleine Geschichte des Weines als Medizin

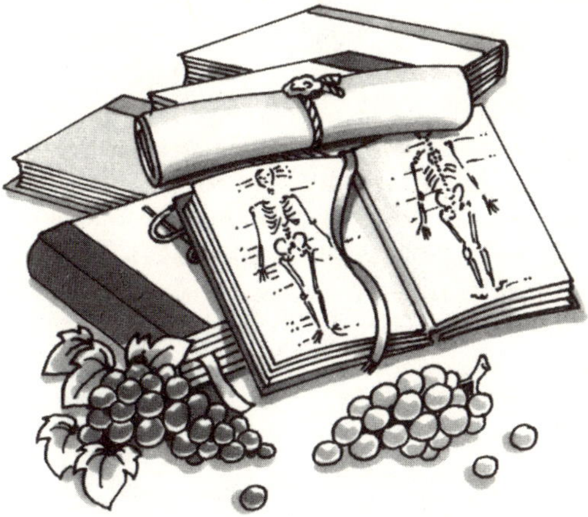

Bei fast allen Völkern, in deren Kulturgeschichte der Wein eine Rolle spielt, wird der Rebstock als besonderes Geschenk des Himmels und der Wein als Heilmittel höheren Ursprungs angesehen. In Mesopotamien waren die Schriftzeichen für Wein und für Leben identisch.

Schon vor Jahrtausenden wußten Weintrinker bereits um die positive Wirkung des Weines, obwohl die damaligen Gewächse mit den heutigen gepflegten und kontrollierten Rebstöcken kaum zu vergleichen sind.

Das Geheimnisvolle, das den Wein und seine heilende Kraft umgab, spiegelt sich in vielen

Sagen wider. Was also lag näher, als das lebensspendende Getränk der Götter den Menschen als Medizin zu verordnen? Ägypter, Griechen und Römer nutzten in gleicher Weise die Heilkraft des Weines – bei äußerlicher wie innerlicher Anwendung.

Die bereits hochentwickelte altägyptische Medizin kannte Hunderte von Rezepten, die häufig Wein als Grundlage enthielten. In Salben wurde Bodensatz von Wein verarbeitet, bei Rezepten gegen Schmerzen, Verstopfung, Magen-, Darm- und Lebererkrankungen sowie zur äußerlichen Anwendung bei Rheuma, Schwellungen und zur Wundbehandlung gehörte Wein zum Hauptbestandteil des Heilmittels.

Aber erst die Ärzte des antiken Griechenland stellten die gesamte Medizin und damit auch die Therapie mit Wein auf eine wissenschaftliche Grundlage und begründeten die systematische naturwissenschaftliche Heilkunde. Vom „Ärztevater" Hippokrates ist übermittelt: „Der Wein ist ein Ding, in wunderbarer Weise für den Menschen geeignet, vorausgesetzt, daß das Getränk bei guter und schlechter Gesundheit sinnvoll und im rechten Maß verwandt wird, übereinstimmend mit der Verfassung der einzelnen Person."

Hippokrates und seine Schüler verwendeten mit Wasser verdünnten Wein als fiebersenkendes und stärkendes Mittel und verordneten Wein gegen Störungen der Verdauungsorgane, als Beruhigungs- und Schlafmittel, bei Kopfweh und Verstimmungszuständen, als narkotisches Analytikum bei Ischiasschmerzen, bei Herz- und Kreislaufstörungen bis hin zum Kollaps und sogar bei Augenkrankheiten.

Die griechische Medizin wurde vom antiken Rom übernommen. Der römische Arzt Galenus, nach Hippokrates der zweite bedeutende Mediziner des Altertums, untersuchte die therapeutische Wirkung verschiedener Weinsorten und nutzte den Wein für Aufschläge, Massagen und Einreibungen. Er behandelte offene Wunden mit weingetränkten Tüchern, da zu der damaligen Zeit Wein das einzige Antiseptikum bei Wundinfektionen war.

Die Römer würdigten die Heilkräfte des Weines in dem von Plinius überlieferten Ausspruch: „Der Nutzen des Weines kann der Kraft der Götter gleichgesetzt werden."

Julius Cäsar befahl seinen Soldaten, auf den Feldzügen täglich eine zugewiesene Weinmenge zu trinken, um besser gegen Typhus, Paratyphus, Ruhr und Cholera geschützt zu sein, Krankheiten, die seine Soldaten in den vom zivilisierten Rom fernen Ländern besonders bedrohten.

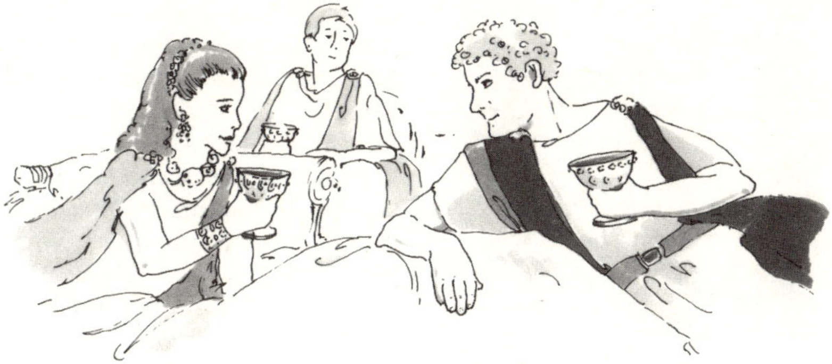

Auch Kaiser Napoleon verordnete seinen Soldaten auf Feldzügen Wein, und noch im Zweiten Weltkrieg gehörte bei der italienischen Armee Rotwein zur täglichen Ration.

In den mittelalterlichen Klöstern des christlichen Abendlandes spielt der Wein eine überragende Rolle, unterstützt durch seine Bedeutung für die christliche Liturgie. Allein in der Bibel ist an über 600 Stellen vom Wein die Rede. Brot und Wein gelten geradezu als die Urbegriffe für Ernährung und Genuß. Viele Klöster waren somit Zentren der Weinkultur und Pflege- und Forschungsstätten des Weinbaus. In der Klostermedizin galt der Wein als Trostspender und Heiltrank zugleich. Die berühmte Äbtissin und Heilerin Hildegard von Bingen (1098–1179) spricht in ihren Werken dem Wein große Heilkräfte bei Magenschmerzen zu, eine kräftigende Wirkung für die Lunge und eine erlösende Wirkung bei Verstopfung.

Aber nicht nur die Nonnen und Mönche wußten um die vielfältigen Heilkräfte des Weines. Im Mittelalter gehörte der Wein zu den wichtigsten Arzneien überhaupt. Vor allem in den Zeiten von Seuchen und Epidemien war der Wein stets das typische Volksheilmittel, wenn sich ein mittelalterliches Gemeinwesen auf drohende Krankheitswellen vorzubereiten hatte. Die Forderung, daß die örtlichen Wirte für hinreichend Vorräte an gutem Wein zu sorgen hätten, finden wir immer wieder unter den Anweisungen von Stadtmedici und Räten.

In den Spitälern und Krankenhäusern gehörte der Weinkeller zur „Hausapotheke“ der Abteilung Innere Krankheiten. Die Hochschätzung der therapeutischen Wirkung des Weines kann man heute noch den Gründungs-

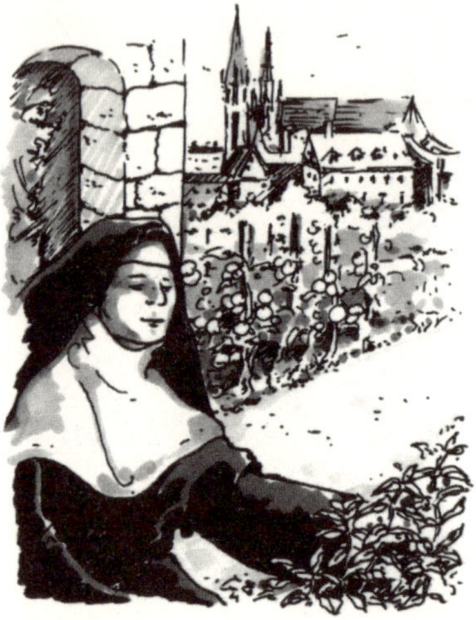

dokumenten der Spitalstiftungen und den Rechnungsbüchern der Krankenhäuser jener Zeit entnehmen. Im Jahre 1321, bei der Schenkung der ersten Weinberge, verordnete der Stifter des Würzburger „Bürgerspitals" den Heimbewohnern täglich „Frankenwein zur Lab und Stärkung an Leib und Seele". Nach der strengen „Weinordnung" des Spitals der Gemeinde Überlingen am Bodensee erhielten die Patienten täglich bis zu dreieinhalb Liter Wein. Diese Form der „Wein-Therapie" hielt sich an manchen Orten bis zum Ende des 19. Jahrhunderts.

In der Pfalz wurden im letzten Jahrhundert Weine bestimmter Herkunft auf Rezept verschrieben. Die Ortskrankenkasse Heidelberg ließ 1892 nach ärztlicher Verordnung Weiß- oder Rotweine an Kranke austeilen. Die Abgabe war von den Traubensorten bis hin zum Flaschenpfand genau geregelt.

Eine Statistik aus dem Jahre 1871 über den Weinverbrauch des Elisabethen-Hospitals in Darmstadt liest sich für den heutigen Weinfreund geradezu paradiesisch. In einem Zeitraum von nur sechs Monaten konsumierten dort 755 Patienten: 4633 Flaschen Weißwein, 6233 Flaschen Rotwein, 60 Flaschen Champagner, einige Dutzend Bouteillen Weißwein gehobener Qualität, einige Flaschen Bordeaux und ungefähr 350 Flaschen Portwein.

Diese Weinmengen dürften der Gesundheit nicht immer dienlich gewesen sein. Aber sie zeigen, welch hohe therapeutische Wirkung man dem Wein vor gut hundert Jahren zumaß.

Im Jahre 1892 lieferte der österreichische Arzt Alois Pick in Wien den wissenschaftlichen Beweis für die bakterizide Wirkung des Weines, die man rein empirisch ja schon seit Jahrtausenden kannte. Durch riskante Selbstversuche bewies er, daß mit Cholera-Erregern verseuchtes Wasser fünf Minuten, nachdem man zu einem Drittel Wein beigemischt hatte, unbedenklich getrunken werden konnte.

Diese Versuche bestätigten das Urteil, das einige Jahre zuvor der berühmte französische Chemiker und Mikrobiologe Louis Pasteur aufgrund seiner bakteriologischen Studien über den Wein gefällt hatte: „Der Wein ist das gesündeste und hygienischste aller Getränke."

Dies hatte vor mehr als 250 Jahren bereits Professor Doktor Friedrich Hoffmann (1660–1742), der Erfinder der Hoffmannstropfen, erkannt, als er schrieb: „Die Oberstelle unter allen stärkenden Sachen behält billig ein subtiler, kräftiger, geistreicher und herzhafftiger Wein, als der Rhein-Wein und der davon gemachte Spiritus ist. Wein ist die vornehmste Herz Stärkung."

Bis heute verfügen Kranken- und Pflegeanstalten wie die Vereinigten Hospitien in Trier oder das Bürgerspital und das Juliusspital in Würzburg über ein eigenes Weingut. Dennoch ist die überaus bedeutende Rolle, die der Wein über lange Zeit in der Medizingeschichte gespielt hat, fast in Vergessenheit geraten. An seine Stelle sind die vielfältigsten chemischen Präparate getreten. Inzwischen gibt es auch in der modernen Medizin ein Umdenken und Rückbesinnen auf bewährte Heilmittel und natürliche Heilkräfte. Der Wein gehört dazu.

Gerade in einer Zeit staatlich gesteuerter Kostendämpfung im Gesundheitswesen könnten mit einer Wiedereinführung von behutsamen und ärztlich verordneten und beaufsichtigten „Wein-Therapiemaßnahmen" mehrere Probleme gleichzeitig gelöst werden. Die Winzer dürften mit einer kräftigen Absatzsteigerung ihrer streng kontrollierten Weine rechnen, und der Patient hätte mit dem Wein ein natürliches, effektives, wohlschmeckendes und preiswertes Heilmittel zur Hand, das bei einem mäßigen und vernünftigen Gebrauch unter ärztlicher Aufsicht garantiert ohne Nebenfolgen bliebe.

Natürlich kann man nicht in jedem Fall auf die wirksamen Präparate der Pharmaindustrie verzichten, aber bei einigen Krankheitsbildern würde ein bewährtes Hausmittel und ein absolut natürliches Heilmittel wie beispielsweise Wein genügen. Warum also immer mit Kanonen auf Spatzen schießen, wenn es auch einfachere Methoden gibt?

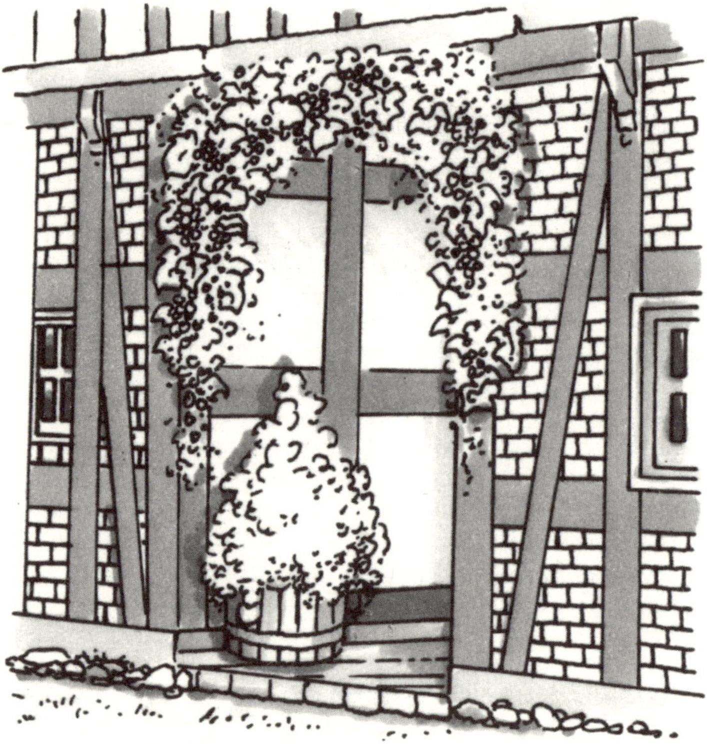

Der verantwortungsvolle Umgang mit Wein

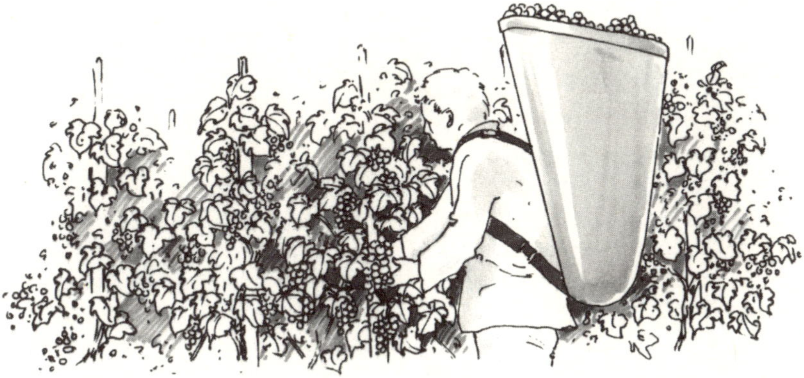

Dieses Buch soll nicht dazu verführen, Wein im Übermaß zu trinken oder auftretende oder bereits diagnostizierte schwere Krankheiten mit Wein zu behandeln. Auch die aufgezeigten Wein-therapeutischen Maßnahmen, die im folgenden beschrieben werden, sollten immer genau mit einem Arzt besprochen werden. Sie können manchmal als Primärmaßnahme eingesetzt werden, in jedem Fall aber als begleitende Therapie. Bei einem ärztlich verordneten starken Tablettenkonsum sprechen Sie die einzelnen Weinmengen auf jeden Fall mit Ihrem Arzt ab.

Dieses Buch zeigt in erster Linie die positiven Heilkräfte des Naturproduktes Wein auf, die nicht nur seit Jahrtausenden bekannt sind, sondern die neueste Forschung in zahlreichen Versuchen auch wissenschaftlich bestätigt hat.

TIP

Trinken Sie immer gute, das heißt kontrollierte Weine. Diese sind einem Weingesetz unterworfen und garantieren einen Mindeststandard. Haben Sie bereits beim ersten Schluck Bedenken, ob der Wein nach Kork schmeckt oder bereits „umgekippt“ ist, gießen Sie ihn weg. Das Leben ist einfach zu kurz, um schlechte Weine zu trinken.

Ein der Gesundheit dienlicher Erfolg aber ist in allen Fällen nur einem mäßigen Genuß von Wein zuzuschreiben. Erst durch diesen zeigt der Konsument, daß er mit Wein verantwortlich umgehen kann. Die damit verknüpften positiven gesundheitlichen Wirkungen auf den menschlichen Organismus sollen in diesem Buch durch Information und Aufklärung vermittelt werden.
Vergessen Sie niemals, daß Wein, bei allem kulturellen und geselligen Ambiente, das sich so oft mit seinem Genuß verbindet, ein alkoholisches Getränk ist. Wer Alkohol bewußt genießt und erlebt, der braucht weniger Prozente und entscheidet sich für Klasse statt Masse. Wir appellieren deshalb an das Bewußtsein des Lesers, verantwortungsvoll mit Wein beziehungsweise Alkohol umzugehen, um sich vor jenen Schäden zu schützen, die ein unmäßiger Konsum verursachen kann.

TIP

Die Arndt-Schulzsche Regel:

- Schwache Reize fachen die Lebenstätigkeit an.
- Mittelstarke Reize fördern sie.
- Starke Reize hemmen sie.
- Stärkste Reize heben sie auf.

Das richtige Maß

Wieviel kann und darf ein Mensch trinken, ohne Schaden zu nehmen? Diese Frage beschäftigt den Weinfreund immer wieder und natürlich auch den Mediziner.

Die in diesem Buch angegebenen Weinmengen sollten im allgemeinen nicht überschritten werden. In aller Regel weiß ein Weingenießer genau, welches Quantum ihm bekömmlich ist.

Wer allerdings bislang nicht zu den Weintrinkern zählt, der nehme nicht mehr als ein Glas Wein zu den Mahlzeiten und halte sich strikt an die Vorgaben.

Die Weinverträglichkeit ist bei jedem Menschen verschieden. Sie ist abhängig von der Konstitution, dem Körpergewicht und der augenblicklichen seelischen Verfassung und unterliegt somit Schwankungen. Dennoch gibt es aus medizinischer Sicht ein Richtmaß, das in keinem Fall überschritten werden sollte.

Ein körperlich und geistig gesunder Mensch darf täglich einen halben Liter Wein über den Tag verteilt unbeschadet trinken. Dabei ist aber wichtig, daß er erkennt, ob der Genuß als Mittel zur Betäubung dient. Ist das der Fall, so ist die Gefahr sehr groß, Alkoholiker zu werden.

Bei chronischem Mißbrauch stellen sich bei Männern langsamer, bei Frauen und Jugendlichen schneller mehr oder weniger schwere körperliche, seelische und geistige Schäden ein. Bei Frauen – übrigens auch bei vielen Japanern – ist das für den Alkoholabbau in der Leber verantwortliche Enzym Alkohol-Dehydrogenase nicht in der gleichen Menge vorhanden wie bei Männern europäischer Abstammung, die ohnehin über eine höhere Alkoholverträglichkeit verfügen. Außerdem ist die weibliche Leber häufig zusätzlich durch Hormone belastet, und auch das meist geringere Körpergewicht von Frauen spielt für den Alkoholabbau eine Rolle. Die Leber baut Alkohol in zwei Schritten ab, an denen verschiedene Enzyme beteiligt sind. Zunächst oxidiert die Alkohol-Dehydrogenase den Alkohol zu Acetaldehyd. Diese für den Organismus giftige Substanz wird später durch die Aldehyd-Dehydrogenase (ALDH) in harmloses Acetat umgewandelt.

Nur der verantwortungsvolle Umgang mit Alkohol ist der Schlüssel zum bewußten Genuß von Wein und zu seinen positiven Wirkungen. Denn wie bei allen Arzneien und gesundheitsförderlichen Mitteln kommt es auch beim Weinkonsum auf die richtige Dosierung an. Die im folgenden angegebenen Dosierungsempfehlungen beziehen sich auf 0,2-l-Gläser und 0,75-l-Flaschen.

AUF EINEN BLICK

ALKOHOLSCHWELLENDOSIS:

60–70 g reiner Alkohol für Männer
30–40 g reiner Alkohol für Frauen

ALKOHOLGEHALT VERSCHIEDENER GETRÄNKE:

80 g reiner Alkohol enthalten in:
2,55 Liter Bier
1,00 Liter Wein
0,65 Liter Wermut
0,27 Liter Spirituosen

Wer darf Wein trinken?

So gesund und stimulierend ein mäßiger Weingenuß für den Erwachsenen sein kann, so schädlich wirkt sich Alkohol auf Kinder und Jugendliche aus. Besonders betroffen, weil schutzlos, ist das Ungeborene. Babys können schon im Mutterleib geschädigt werden. Während der Schwangerschaft sollte die Frau deshalb auf Alkohol verzichten. Alkoholkonsum während der Schwangerschaft kann zu geistigen und körperlichen Schäden beim Kind führen.

Auch für Kleinkinder sollte Alkohol grundsätzlich tabu sein. Die Gehirnzellen eines Kindes reagieren auf Alkohol viel empfindlicher als die eines Erwachsenen. Schon kleine Mengen führen zum Drehschwindel, weil das Gleichgewicht gestört wird. Dauerhafter Alkoholkonsum bei Kindern führt zu einer Störung im Enzymsystem und Energiestoffwechsel und zu einer nachhaltigen negativen Beeinflussung der körperlichen und geistigen Entwicklung. Die Leber eines Kindes ist noch nicht auf den Abbau von Alkohol eingerichtet. Wir raten auch davon ab, die Kinder regelmäßig am Glas der Eltern mittrinken zu lassen oder ihnen gar das Austrinken der Reste in den Gläsern zu gestatten. Jugendliche zu einem verantwortungsvollen Umgang mit Alkohol und vor allem mit Wein zu erziehen, ist sinnvoll. Erklären Sie Ihrem Sohn oder Ihrer Tochter die kulturelle Bedeutung des Weins. Lassen Sie ihnen die ersten Alkoholerfahrungen nie allein machen, sondern demonstrieren Sie, daß gerade Wein ein alkoholisches Getränk ist, das in Gesellschaft und bei mäßigem Genuß positive Stimmungen und ein Wohlbefinden des gesamten Organismus bewirken kann.

Nur wer dem Wein mit liebevollem Respekt und in der Gewißheit gegenübertritt, bei mäßigem Konsum den höchsten Genuß zu erfahren, der wird sein Leben lang einen Weingenuß ohne Reue erleben. Wichtig ist, daß die Erwachsenen gerade hierbei den jungen Menschen Vorbild sind.

Auch wer aktiv am Straßenverkehr teilnimmt oder Maschinen zu bedienen hat, sollte gänzlich die Finger vom Alkohol lassen. Patienten, die regelmäßig Medikamente einnehmen, sollten in jedem Fall vorher ihren Arzt fragen. Menschen, die Probleme mit Alkohol haben, suchtgefährdet oder an Leber oder Bauchspeicheldrüse erkrankt sind, ist Alkohol grundsätzlich tabu.

Positive Auswirkungen eines mäßigen regelmäßigen Weinkonsums

Definition: 20 g (Frauen) bis 30 g (Männer) Weinalkohol täglich, das heißt 1 bis 3 Gläser maximal, bei vitalstoffreicher Vollwertkost (Obst, Gemüse, Eiweiß)

Verdauungsorgane	Reflektorische Speichel-, Saft- und Fermentabsonderung; Appetitanregung; Säurelocker; Durchblutungsförderung; Erhöhung der Peristaltik; Resorptionsförderung
Herz-Kreislauf	Abfall des koronaren Gefäßwiderstandes; Anstieg des koronaren Blutflusses; Gefäßweitstellung; Verminderung des Sympathikusantriebs; Herabsetzung der Plättchenaggregation; Verringerung der Thromboseneigung; Erhöhung der fibrinolytischen Aktivität; Ökonomisierung der Herzarbeit; Herabsetzung des Sauerstoffbedarfs; Erhöhung der HDL-Konzentration; Herabsetzung der LDL-Konzentration
Atmung	Respiratorische Alkalose; Erhöhung von Atemzugvolumen, Blutzirkulation, Perfusion; Vasodilatation (Gefäßerweiterung); Steigerung der Immunabwehr (bakterizide und viruzide Eigenschaften)
Bewegungsapparat	Anstieg der Knochendichte; Anregung des Calcium-Stoffwechsels; Vasodilatation (Gefäßerweiterung); Subjektive Zunahme der Muskelleistung
Haut	Anregung des Stoffwechsels; Lokale Entzündungshemmung; Förderung der Wundheilung; astringierende/blutstillende/bakterienhemmende/ bakterientötende/wundreinigende/ vernarbende Wirkung

Hormonsystem	Anregung von Schilddrüse, Nebenniere, Bauchspeicheldrüse, Geschlechtsdrüsen; Erhöhung der Widerstandskraft (Infekte, Rheuma, Streß); Zunahme der allgemeinen Arbeitskapazität
Ableitende Harnwege/Nieren	Vasodilatation (Gefäßerweiterung); Steigerung des Harnflusses; Zunahme der Ausscheidung mit dem Urin (Harnstoff, Ammoniak, aber auch Mineralstoffe)
Immunsystem	Erhöhung der Entgiftungsfunktion (Toxine, Bakterien, Viren); Herabsetzung der Lebensfähigkeit von Mikroorganismen; Verringerung der Krebsmortalität; Erhöhung und Aktivitätssteigerung von Antioxidantien; Herabsetzung des Alterungsprozesses
Nervensystem	Vorbeugung des altersbedingten Abbaus von Gehirnfunktionen; Erhöhung der geistigen Frische; Herabsetzung des Alterungsprozesses; Erhöhung der geistigen Leistungskapazität; Zunahme des intellektuellen Leistungsstoßes; Kreativitäts-/Phantasiezunahme; Euphorisierung; Vasodilatation; Zunahme der Hirndurchblutung; Zunahme der Sauerstoffversorgung

Diese Aufstellung wurde von Prof. Dr. Klaus Jung, Hochschullehrer und Arzt für Innere Medizin, Sportmedizin und Naturheilverfahren, verfaßt.

Wein – Gehalt und Wirkung

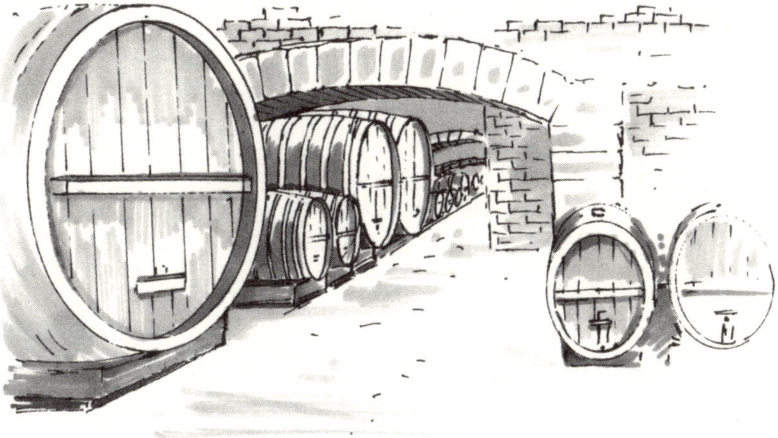

Was macht den Wein für den menschlichen Organismus nun eigentlich gesundheitsfördernd?
Die Inhaltsstoffe eines Weines sind ebenso vielfältig wie wirkungsvoll. Wie sich ein Wein auf den menschlichen Organismus auswirkt, hängt von der individuellen Konstitution des Weintrinkers, von der Beschaffenheit des Weines und auch von der Trinkgeschwindigkeit ab. Zur individuellen Konstitution des Weintrinkers zählen Alter, Geschlecht, Körpergewicht, Magenfüllung, derzeitige körperliche Befindlichkeit, Gemütsverfassung und Umfeld.

Rebsorte, Klima, Bodenbeschaffenheit und Lage prägen den Charakter des Weines ebenso wie Jahrgang und Reifegrad. Diese Faktoren wirken sich auf Qualität und Quantität der Inhaltsstoffe entscheidend aus, beeinflussen den Alkoholgehalt, den Reichtum der Bukettstoffe, die Mineralstoffe und Vitamine, die Spurenelemente und phenolischen Verbindungen.

Ein weiterer Faktor, der den Wein individualisiert, ist die Handschrift des Kellermeisters. Viele Weine lassen sich einem bestimmten Weingut eindeutig zuordnen.

Auch das sortentypische Traubenaroma prägt den Wein in besonderem Maße. Alle klassischen Rebsorten besitzen ein individuelles Bukett, das allerdings nicht immer leicht zu erkennen ist.

Die bekanntesten Rebsorten in Deutschland

Weißweine auf einen Blick

Bacchus	Sehr leichte bis mittelkräftige Weine, blumig und fruchtig mit leichtem Muskatton. Die Weine sind grünlichgelb bis hellgelb
Gewürztraminer	Kräftige bis sehr kräftige Weine. Bukettreich, fruchtig und würzig. Ergibt einen zucker- und alkoholarmen, bekömmlichen Wein
Grauburgunder	Weine, die bei sehr früher Ernte leicht und spritzig, bei großer Reife schwer und ölig mit sortentypischem Holzton wirken. Ausdrucksvoll mit intensivem Bukett. Reich an Vitaminen, besonders an Vitamin D
Gutedel	Die hellgelben Weine sind wegen ihres geringen Alkoholgehaltes bekömmlich, leicht, süffig und mild. Verfügen in der Regel über wenig Säure
Kerner	Die leichten Weine schmecken frisch, rassig und fruchtig. Die Weine haben eine deutliche Säure und schmecken rieslingähnlich. Als Spätlese sind

	die Weine kräftiger, eher rund und nußartig, dafür weniger von Säure geprägt
Morio-Muskat	Ein bukettbetonter und gehaltvoller Wein, vollmundig und goldgelb bei Vollreife. Bei frühzeitiger Ernte schmeckt der Wein unreif, grasig mit ausgeprägtem Muskatton. In diesem Zustand ist der Wein weniger bekömmlich bei Magen- und Darmproblemen
Müller-Thurgau	Süffige, leichte, elegante und sehr bekömmliche Weine. Dezentes Bukett mit angenehmem Muskatton und milder Säure
Gelber Muskateller	Bukettreiche Weine mit viel Frucht und Würze. Die Weine sind in der Regel sehr säurebetont
Riesling	Rassige, elegante Weißweine. Die feine, erfrischende Säure verleiht dem Riesling seine anregende, spritzige Art. Lange Lagerung möglich. Rieslingweine enthalten viel Fruktose. Kein Wein zum Schlafengehen
Scheurebe	Weine mit feinem Bukett. Rassige Säure, lebendig und vollfruchtig
Silvaner	Die meist milden Weine haben ein neutrales Bukett, sind wenig zucker- und säurehaltig, reich an Mineralien und verfügen über harntreibende Eigenschaften
Traminer	Diese Traubensorte ergibt einen zucker- und alkoholarmen, leichten und bekömmlichen Wein. Die fein differenzierten Weine weisen eine würzige, an Wildrosenduft erinnernde Art auf
Weißburgunder	Weine mit dezentem Bukett. Zarte, feine Säure

Die oft geäußerte Ansicht, daß nur Rotwein gesund sei, entbehrt der wissenschaftlichen Grundlage. In einer vom Forum Wein & Gesundheit e.V. in Auftrag gegebenen Studie zum Weißweingenuß konnten Prof. Keul und Dr. König von der Universität Freiburg folgende Veränderungen im Stoffwechselprofil feststellen:

- Abnahme des LDL-Cholesterins und damit die Verringerung eines Risikofaktors für die Artheriosklerose
- Abnahme des LDL/HDL-Quotienten, ein wichtiger Wert für die Beurteilung einer Fettstoffwechselstörung
- Zunahme des Triglyceridspiegels, ein Zeichen vermehrter Fettmobilisation aus den Fettspeichern des Körpers
- Abnahme des Glukosespiegels, d.h. der Blutzuckerspiegel sinkt
- Abnahme des Fibrinogenspiegels, d.h. die Blutgerinnung wird positiv beeinflußt
- Anstieg des Magnesiumspiegels im Blut. Dies wirkt einem Auftreten von Muskelkrämpfen sowie Herzrhythmusstörungen entgegen
- Der Blutdruck wird nicht gesteigert, der Trend weist vielmehr auf eine Senkung des systolischen und diastolischen Wertes hin
- Keine Veränderungen, die auf eine Beeinträchtigung oder Schädigung der Leber, der Bauchspeicheldrüse oder des blutbildenden Systems durch moderaten Weißweinkonsum schließen lassen.

Auch Prof. Dr. Klaus Jung von der Universität Mainz, Pionier auf dem Forschungsgebiet Wein & Gesundheit, kommt in seiner neuesten Studie zu dem Ergebnis, daß der Weißwein in seiner gesundheitsfördernden Wirkung dem Rotwein nicht nachsteht. Bei einem Weißweingenuß von 0,4 bis 0,5 Liter pro Tag ist die Risikoverminderung für Herzinfarkt sogar größer als beim Rotweingenuß. Moderater und regelmäßiger Weißweingenuß bringt also eindeutige gesundheitliche Vorteile. Weißwein sollte denn auch ein Bestandteil einer modernen, gesunden Ernährung sein. Wer eine vernünftige und ausgewogene Lebensart pflegt, der kann auch die gesundheitsfördernden Wirkungen des Weines voll ausschöpfen.

Rotweine

Nicht nur in der Farbe unterscheidet sich der Rotwein vom Weißwein, auch und gerade hinsichtlich der Wirkung auf den menschlichen Organismus lassen sich Unterschiede erkennen.
So weisen Rotweine im Durchschnitt eine andere Hefeflora auf als Weißweine. Ihr Gehalt an

Methylalkohol liegt bei rund 0,17 bis 0,44 Prozent, bei Weißweinen im Schnitt dagegen bei 0,33 Prozent. Was den Gesamtsäuregehalt betrifft, so weisen die durchschnittlichen Rotweine gegenüber den Weißweinen die niedrigeren Werte auf.

An phenolischen Bestandteilen wie zum Beispiel Farbstoffen, Gerbstoffen und Phenolcarbonsäuren ist ein Rotwein reicher als der vergleichbare Weißwein. Dafür erscheinen die Phenole im Weißwein aber potenter.

Ein rotweintypisches Charakteristikum ist der Gehalt an Gerbstoffen (Tannin). Tanninreiche Rotweine bewirken eine langsamer einsetzende, jedoch über einen längeren Zeitraum andauernde Alkoholwirkung als Weißweine.

Rotweine enthalten auch weniger Bukettstoffe. Dies führt zusammen mit den geringeren Säurewerten und der höheren Trinktemperatur zu einer besseren Magen-Darm-Verträglichkeit.

Als Beruhigungs- oder Schlaftrunk eignen sich Rotweine besser als Weißweine, die eine eher belebende Wirkung zeigen. Auch wird das Maßhalten mit Rotwein durch das beruhigende Element erleichtert.

Vitamine, Spurenelemente und Mineralstoffe kommen im Rotwein in der Regel in etwas höherer Dosis vor als in vergleichbaren Weißweinen. Deshalb wirkt Rotwein auf den bereits angegriffenen Organismus besonders bekömmlich. Nicht umsonst gilt er als ausgesprochener Krankenwein und wird von älteren Menschen sehr geschätzt. Wie Wilhelm Busch dichtete: „Rotwein ist für alte Knaben, eine von den besten Gaben.“

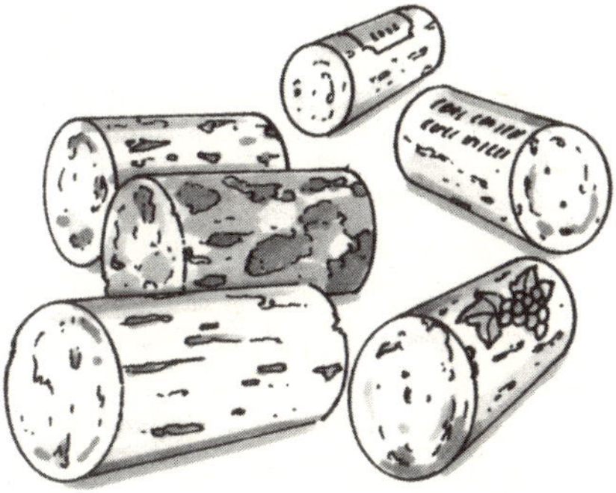

Rotweine auf einen Blick

Dornfelder	Betont fruchtiger Wein, tiefdunkel bis blaurot. Kräftiges Bukett
Lemberger	Feinfruchtiger, säurebetonter Wein mit langer Haltbarkeit. Dunkelrote Farbe. Deutlicher Gerbstoffgehalt
Portugieser	Die Weine sind hellrot, leicht und frisch. Feinfruchtiges Aroma mit angenehmem Bitterton
Spätburgunder	Den Geschmack des hell- bis dunkelroten Weines prägen Reife und eine fruchtige Säure, verbunden mit einer an Holzfaßlagerung erinnernden, für alle Burgunderweine typischen Note. Im Alter leichter Bitterton. Lange haltbar
Trollinger	Frische und rassige Weine mit deutlicher Säure. Leicht und fruchtig

Die Weininhaltsstoffe

Während des Gärungsprozesses werden unter dem Einfluß von Hefe-Enzymen die Zuckermoleküle zu Äthylalkohol abgebaut. Aus dem Zucker entstehen aber auch Glyzerin, verschiedene Säuren, höhere Alkohole, Aldehyde und Ester. Alle diese Substanzen sind Stoffwechselprodukte der Hefe. Zum Aufbau ihrer Zellsubstanz entnehmen sie dem Most unter anderem Zucker, Aminosäuren, Mineralstoffe und Vitamine. Es liegt nahe, die Hefe ebenfalls als Gärungs-Nebenprodukt aufzufassen.

Nach vollständigem Eindampfen des Weines bleibt sein Extrakt übrig: Zucker, Glyzerin, nichtflüchtige Säuren, Mineral-, Gerb- und Farbstoffe, Stickstoffverbindungen und höhere Alkohole. Der Extrakt ist ein relatives Maß für die Güte des Weines; extraktarme Weine sind „dünn“. Der Extraktgehalt deutscher Weine liegt meist zwischen 20 und 30 Gramm pro Liter. Bei 10 Prozent aller Weine liegt er unter 20 Gramm pro Liter. Rotweine sind in der Regel extraktreicher als Weißweine.

Bei der Weingewinnung werden auch die sogenannten Phenole, organische Verbindungen, zu denen auch die Gerb-Farbstoffe gehören, aus der reifen Beere herausgelöst. Phenole wirken als hocheffektive Antioxidantien, d.h. sie verhindern schädigende Sauerstoffreaktionen und damit die Bildung sogenannter freier Radikale in den Körperzellen. Solche Reaktionen werden für die Entstehung von Krebs und Herzgefäßerkrankungen verantwortlich gemacht. Auch der gesamte Alterungsprozeß der biologischen Systeme wird auf sie zurückgeführt. Die Antioxidantien helfen, diesen Alterungsprozeß zu verzögern. Zudem reduzieren die Phenole deutlich eine Thrombosenneigung, heben das HDL- und senken das LDL-Cholesterin, und fördern eine Gefäßerweiterung sowie -entspannung. Der Alkohol im Wein fördert die Aufnahme der Phenole vom Darm ins Blut. Der Gehalt an Phenolen hängt vom Reifegrad der Trauben und von der Methode der Weinherstellung ab. Im Durchschnitt liegt der Gehalt an Phenolverbindungen im Rotwein zwischen 500 und 4000 mg pro Liter, in Weißweinen zwischen 150 und 400 mg pro Liter, allerdings gelten die Weißweinphenole als deutlich potenter. Wein enthält mehr Phenole als Obst- und Gemüsesäfte.

Auf einen Blick

Ein Liter Wein enthält im Durchschnitt:
800–900 g Wasser
20–30 g Glukose und Fruktose
5–10 g Glyzerin
6–12 g verschiedene organische Säuren
60–100 g Äthylalkohol
einige Gramm Kalium, Magnesium, Calcium und Eisen
verschiedene Gärrückstände der Weinherstellung

Mit seinem relativ hohen Alkoholgehalt stellt Wein im Prinzip eine gute Nährstoffquelle für den menschlichen Organismus dar. Aber Vorsicht! Wein kann im strengen Sinne nicht als Nahrungsmittel betrachtet werden. Er sollte eine ausgewogene Ernährung immer nur gesundheitsfördernd unterstützen und ergänzen.

Ein Gramm Alkohol besitzt einen Brennwert von 7 Kalorien (30 Joule). 10 Prozent Alkohol in einem Liter Wein haben einen Nährwert von 560 Kalorien (2344 Joule). Zusätzlich ist der Nährwert des Weinextraktes bei einem trockenen Wein mit etwa 100 Kalorien (418 Joule) pro Liter in Rechnung zu stellen. Wer täglich einen Liter trockenen Wein mit durchschnittlich 10 Prozent Alkohol trinkt, nimmt rund 660 Kalorien (2763 Joule) zu sich.

Energie aus Alkohol

Äthylalkohol entsteht bei der alkoholischen Gärung aus den beiden Zuckerarten Dextrose und Fruktose. Der von den Trauben gespeicherte Zucker kann je nach Rebsorte und klimatischen Bedingungen starken Schwankungen unterliegen. Der Gehalt an Äthylalkohol wird aus dem spezifischen Gewicht des Mostes bestimmt und in Oechsle-Graden angegeben. Äthylalkohol wirkt beispielsweise auf die Verdauungsorgane, das Herz-Kreislauf-System, die Atmung, den Stoffwechsel, das Hormonsystem, die Haut, die Muskulatur, das Immunsystem, das Zentralnervensystem, den passiven Bewegungsapparat und das Urogenitalsystem. Zu den Auswirkungen regelmäßigen Weinkonsums siehe auch Tabelle Seite 23/24.

Methylalkohol oder Methanol entsteht erst beim Stampfen der Trauben durch die Freisetzung von Pektinmethylesterasen aus den Fruchtzellwänden der Trauben. Rotweine enthalten mehr Methanol (50–250 mg pro Liter) als Weißweine (20–130 mg). Das Methanol wird immer durch das gleichzeitig vorhandene Äthanol neutralisiert und entgiftet.

Fuselöle ist der Sammelbegriff für sogenannte höhere Alkohole. Sie kommen allerdings nur in ganz geringen Spuren im Wein vor, so daß eigentlich keine Auswirkungen im Körper zu erwarten sind. Dennoch hängt die Bekömmlichkeit des Weines in erster Linie von der Art und der Konzentration dieser Alkohole ab. Sie entstehen vorwiegend bei der Vergärung von in der Traubenfrucht enthaltenen Aminosäuren und aus dem Zucker des Mostes. Es sind genau diese sogenannten höheren Alkohole, die zu den sortentypischen Geruchs- und Geschmackseigenschaften führen und das Aroma der einzelnen Traubensorten letztendlich bestimmen.

TIP

Höhere Alkohole verlängern die Verweildauer von Äthylalkohol im Körper. Daraus erklärt sich auch, warum in der Regel leichte, also auch alkoholarme Weine besser vertragen werden als alkoholreiche schwere Weine.

Empfehlung (Kliewe): Unsachgemäß angebaute und schwere, alkohol- und extraktreiche Weine können größere Mengen höherer Alkohole und Aromastoffe enthalten. Deshalb sollte, wenn Weine nicht schädlich auf den Organismus wirken sollen, das tägliche Quantum nicht wesentlich überschritten werden: eine

Flasche von einem einfachen Wein oder eine halbe Flasche eines gehobenen oder eine Viertelflasche eines ausgelesenen Weines. In diesen Mengen sind die toxischen Stoffe gesundheitlich unbedenklich.

Glyzerin ist ein wichtiger und sinnvoller Bestandteil des Weins. Seine wichtigste weinchemische Eigenschaft ist die hohe Viskosität, also seine ölige Beschaffenheit, die einen vollmundigen Geschmack vermittelt.

Glyzerin ist ungiftig und in reinem Zustand eine farblose, sirupähnliche Flüssigkeit. Es macht den Wein rund, trägt zu Körper und Fülle bei und vermittelt eine leichte Süße.

Im Wein ist es als Nebenprodukt der alkoholischen Gärung in Mengen von etwa 6 bis 10 Gramm pro Liter enthalten. Beeren- und Trockenbeerenauslesen formen schöne Bögen an der Wand des Glases, da der Botrytis-(Edelfäule-)Pilz, der diesen Weinen ihren besonderen Charakter verleiht, schon in den reifen Trauben Glyzerin bildet.

TIP

Glyzerin kann man sehr einfach im Wein erkennen. Wertvolle Weine, das heißt die höheren Qualitätsstufen, lassen nach dem Schwenken im Weinglas schwere Tränen hinunterrollen, die sich in Gestalt sogenannter „Kirchenfenster“ ausformen.

Dieses Phänomen kann durchaus als zuverlässiger Hinweis auf den Extraktreichtum des Weines gelten, denn die Konsistenz des Weines läßt Rückschlüsse auf seine Qualität zu. Bei der Beurteilung ist daher zu beachten, daß der Eindruck durch nachlässig gespülte Gläser verfälscht werden kann. Durch zuviel Spülmittel wird die Oberflächenspannung beseitigt und die Schlierenbildung verhindert.

Medizinisch bewirkt Glyzerin eine Anregung des Defäkationsreflexes (Stuhlentleerung) und hat eine laxierende Wirkung (Stuhldrang).

Zucker kommen im natürlichen Traubensaft als Dextrose und Fruktose vor, welche normalerweise restlos zu Alkohol vergoren werden. Deshalb sind Naturweine in der Regel auch frei von vergärbaren Zuckern. Zur Verbesserung von Qualitätsweinen in weniger guten Jahrgängen ist nach dem deutschen Weingesetz der Zusatz von Saccharose, also Rohr- oder Rübenzucker, erlaubt. Grund des Zusatzes ist jedoch weniger der Wunsch nach einem höheren Süßegehalt, sondern vielmehr will man dadurch die Anreicherung des Alkohols erreichen. Nach der Gärung soll deshalb auch keine Saccharose mehr nachgewiesen werden können. Ist dies dennoch der Fall, wurde der Wein verfälscht. Allerdings hätte auch eine solche Verfälschung keinerlei negative Auswirkung auf den Organismus.

Auslesen, Beerenauslesen, Trockenbeerenauslesen verdanken ihre besondere Art dem Befall der Beeren durch den Schimmelpilz Botrytis cinera. Dieser Pilz durchlöchert bei neblig-feuchtem Wetter die Beerenhaut. Dadurch verdunstet bei warmen Temperaturen das Wasser aus den Beeren, und die Beeren schrumpfen zu sogenannten Trockenbeeren mit konzentriertem Most zusammen. Der Zuckergehalt in den entstanden „Edelbeeren" erhöht sich bis auf 350 Gramm pro Liter.

Säure prägt den Charakter des Weines entscheidend, sie gibt ihm Leben und Rückgrat und vollendet den Geschmack. Wein enthält zahlreiche Säuren in sehr unterschiedlichen Mengen. Ein „saurer" Wein ist ungenießbar und kratzig, aber ein Wein, dem es an Säure fehlt, wirkt schlaff, ausdruckslos und fade. Zudem schützen die verschiedenen Säuren den Wein vor einem bakteriellen Verderb und erhöhen damit seine Lagerfähigkeit.

Der Säuregrad ist von Wein zu Wein unterschiedlich und wird maßgeblich von der Traubensorte, dem Jahrgang, der Bodenbeschaffenheit, der Erntemenge und dem Erntezeitpunkt beeinflußt. Die deutschen Weine zeichnen sich gegenüber den meisten anderen Weinen der Welt durch ihre fruchtige und spritzige Säure aus. In der Regel soll der Säure-Promille-Wert etwa ein Zehntel des Mostgewicht-Wertes betragen.

Beispiel: Ein Riesling Kabinett aus Most mit 70 Grad Oechsle verträgt 7,0 Promille Säure, um ausgewogen zu sein.

Der Säuregehalt in einem gesunden Wein bewegt sich von einigen Gramm bis zu kaum nachweisbaren Säurespuren. Zuviel Säure beeinträchtigt nicht nur den Geschmackseindruck, sondern ist für viele Weintrinker auch unbekömmlich.

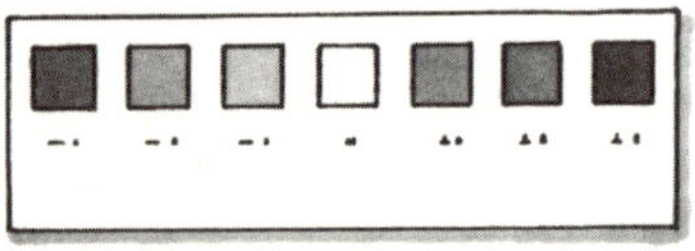

Bei den meisten Weinen findet man einen pH-Wert zwischen 2,8 und 3,8. Dieser ist sogar im Magen während des Verdauungsprozesses nachzuweisen. Weine aus südlicheren Anbaugebieten sind in der Regel säureärmer. Ihnen wird oftmals – erlaubterweise – zur Geschmacksunterstützung und zur Verbesserung der Lagerfähigkeit Wein- oder Zitronensäure zugesetzt.

Die sonst im Wein enthaltenen nichtflüchtigen Säuren machen

den überwiegenden Teil der Gesamtsäure aus und lassen sich unterteilen in Weinsäure, Äpfelsäure, Milchsäure, Zitronensäure, Bernsteinsäure, Schwefelsäure, biogene Amine und Gerbstoffe.

Tannin (Gerbstoff) als wesentlicher Bestandteil vor allem des jungen Rotweines wird im ersten Moment am Gaumen als herb, trocken und zusammenziehend empfunden. Tannin stammt aus den Traubenstielen, Beerenschalen und Kernen sowie aus dem Holz der Weinfässer.

Die Gerbstoffe spielen aufgrund der verschiedenen Verarbeitungsmethoden und Geschmacksarten bei Rot- und Weißweinen eine sehr unterschiedliche Rolle. Im Gegensatz zum Weißwein, der so schnell wie möglich gekeltert und erst dann vergoren wird, bleibt bei der klassischen Rotweinbereitung der Most einige Tage mitsamt der Maische (das ist die Masse aus gemahlenen, zerquetschten Trauben) im Gärbottich, damit die Farbstoffe aus den Beerenschalen in den Most übertreten können. Dabei gelangen zwangsläufig auch Gerbstoffe in den Wein, was aber keineswegs ein Fehler sein muß, im Gegenteil. In kräftigen Rotweinen sind Tannine in gewissen Grenzen durchaus erwünscht. Man spricht sogar von einem Tanningerüst, an dem sich die anderen Geschmackskomponenten gewissermaßen festhalten und emporranken; ein sehr gehaltvoller Rotwein ohne die herb-rauhe Note der Tannine wirkt leicht allzu bombastisch und alkoholbetont. In leichteren Weinen sind Tannine allerdings keine Bereicherung.

Kohlensäure entsteht einerseits bei der alkoholischen Vergärung von Zucker in gleicher Molmenge wie Äthylalkohol, andererseits auch beim biologischen Abbau der Äpfelsäure. Durch Alkohol wird sie dreimal stärker gebunden als durch Wasser. Dies ist der Grund, warum alkoholreiche Weine einen höheren Gehalt an Kohlensäure aufweisen.

Die Kohlensäure verleiht dem Wein Frische und Spritzigkeit. Medizinisch gesprochen führt die Kohlensäure im Wein zu einer Weitstellung der Gefäße im Magen-Darm-Bereich. Diese bewirkt eine beschleunigte Resorption sowie Verteilung im Körper und eine schnellere Erhöhung der Alkoholkonzentration im Blut.

Mineralstoffe und Spurenelemente: Die Zusammensetzung und Menge der im Wein enthaltenen Spurenelemente wird in erster Linie bestimmt durch die Traubensorte, die Lage, die Bodenbeschaffenheit, die Klimaumstände, die Witterung und letztendlich natürlich durch den Reifegrad der Trauben.

Mineralstoffe und Spurenelemente wirken im menschlichen

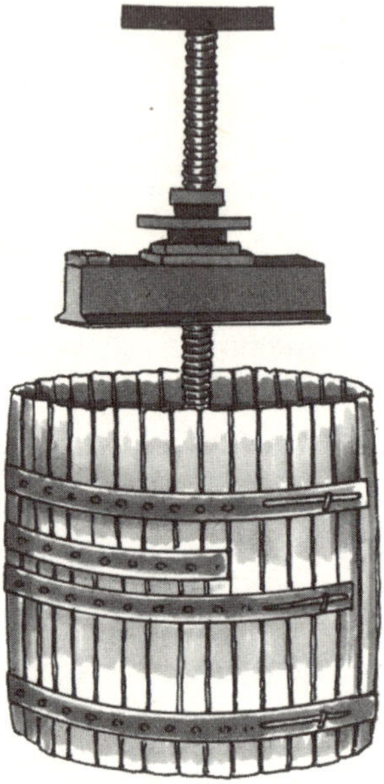

Organismus nur in gelöster Form, und das dann auch nur in Wasser. Der Wasseranteil beim Wein beträgt etwa 85 Prozent, also 850 Gramm in einem Liter.

Mineralstoffe und Spurenelemente sind die Baustoffe für die verschiedenen Organsysteme und bilden in ihrer Gesamtheit die Grundlage aller Lebensvorgänge, der Gesunderhaltung, der Gesundheitsförderung und der Gesundung. Sie gewähren einen geregelten Stoffwechselablauf: Aufnahme von Nährstoffen aus dem Magen-Darm-Kanal ins Blutgefäßsystem, Umbau in körpereigene Stoffe, Abbau zur Energiegewinnung und Ausscheidung von Stoffwechselschlacken. Außerdem sorgen die Mineralstoffe dafür, daß der osmotische Druck in den Zellen stimmt.

Schon ein bis zwei Gläser Wein können in beachtlichem Maße zur Deckung des täglichen Bedarfs beitragen. Dies gilt vor allem für Kalium, Magnesium, Calcium und Eisen sowie für einige Spurenelemente. Es gelten dabei folgende Gesetzmäßigkeiten:

- Trockene Weine heißer Jahrgänge enthalten weniger Mineralstoffe.
- Rotweine enthalten bedingt durch die Maischegärung mehr Mineralien als Weißweine.
- Hochkonzentrierte Weine wie Auslesen und Beerenauslesen sind besonders reichhaltig an Mineralstoffen.

Mineralstoffe und Spurenelemente auf einen Blick

Kalium	sorgt dafür, daß die Muskulatur funktioniert, vor allem natürlich die Herzmuskulatur. Daneben ist Kalium im Organismus verantwortlich für die Erregbarkeit von Nerven, Muskeln und Drüsen. Es hält den osmotischen Druck konstant, aktiviert zahlreiche Enzyme und sorgt für die Biosynthese, den Aufbau von Eiweiß.
Natrium	regelt im Organismus den osmotischen Druck, den Wasserhaushalt und das Säure-Basen-Gleichgewicht. Im Wein ist Natrium nur in geringen Mengen vorhanden.
Calcium	hat eine große Bedeutung für die Blutgerinnung, ist am Aufbau der Knochen und Zähne beteiligt, steuert die Erregung von Muskeln und Nerven, dichtet die Zellmembran ab und wirkt entzündungshemmend. Daneben entquellt und festigt Calcium das Gewebe und wird besonders unter Streß vermehrt gebraucht.
Magnesium	wirkt bei der Gärung wie ein Katalysator. Es ist in nahezu alle Stoffwechselfunktionen eingebunden. Ein Mangel dieses wichtigen Stoffes hat in den meisten Fällen neurovegetative Störungen, Gefäßkrämpfe, Verdauungsbeschwerden, Herzaffektionen, Unruhe und Wadenkrämpfe zur Folge. Zudem bringt Magnesium das überschüssige Calcium zur Ausscheidung.
Eisen	ist der wichtigste Baustein des roten Blutfarbstoffes und in jedem Wein enthalten. Durch Eisen werden Sauerstoff- und Kohlendioxid-Transport im Blut sowie dessen pH-Konstanz ermöglicht.

Mangan	ist in erster Linie beteiligt an der Blutbildung und Blutgerinnung und im Kohlenhydratstoffwechsel der Nervenzellen. Die durchschnittliche Menge im Wein liegt bei 1 bis 3 mg pro Liter, der Tagesbedarf eines Erwachsenen liegt zwischen 2 und 4 mg.
Zink	ist neben Eisen am stärksten an der Organisation des Organismus beteiligt. Besonders bei der Blutzuckerregulierung, der Insulinspeicherung in der Bauchspeicheldrüse, spielt Zink eine wichtige Rolle. Im Wein kommt es nur in Spuren vor.
Kupfer	ist vor allem beteiligt an der Bildung der roten Blutkörperchen, am Pigmentstoffwechsel, an der Funktion des Zentralnervensystems und am Immunsystem. Im Wein kommt Kupfer in einer durchschnittlichen Menge von 1 mg pro Liter vor. Der Tagesbedarf liegt bei 1 bis 2 mg.
Jod	ist ein wichtiger Bestandteil der Schilddrüsenhormone und übt eine regulierende Tätigkeit auf den Stoffwechsel aus. Im Wein kommt Jod in einer durchschnittlichen Konzentration von 0,10 bis 0,60 mg pro Liter vor. Der tägliche Bedarf liegt bei etwa 0,15 bis 0,20 mg.
Phosphor	ist an den unterschiedlichsten Stoffwechselprozessen, vor allem bei der Energieübertragung beteiligt und zudem ein wichtiger Baustein des Knochensystems. Zusätzlich regulieren Phosphate maßgeblich den Säure-Basen-Haushalt.
Chlor	ist in Form des Chlorids beteiligt an der Regulierung des osmotischen Drucks sowie an der Produktion von Salzsäure im Magen, von Speichel- und Bauchspeicheldrüsen-Diastase und von Bauchspeicheldrüsen-Insulin. Zuviel Chlorid treibt den Blutdruck in die Höhe.

Andere Mineralstoffe und Spurenelemente wie Bor, Fluor, Schwefel oder Silicium kommen im Wein kaum oder maximal in winzigen Spuren vor. Ihre Wirkung auf den Organismus ist gleich null.

Wein als Vitamintrunk

Vitamine sind streng genommen keine Nahrungsstoffe, sondern haben lediglich eine katalytische Funktion und greifen fördernd und regulierend in den Stoffwechsel ein. Die Vitamine im Wein entstehen teilweise aus dem Stoffwechsel der Hefen, oder sie stammen aus den Trauben selbst. Entscheidend für die Konzentration der Vitamine im fertigen Wein sind in erster Linie die Bodenbeschaffenheit (Nährboden) und die Intensität der Sonnenbestrahlung. Zwar ist der Vitamingehalt im Wein relativ gering und bei einer ausgewogenen normalen Ernährung für den Weintrinker unbedeutend. Allerdings kann der Wein zum Beispiel bei Krankheit, Appetitlosigkeit und Resorptionsstörung, aber auch bei einseitiger und mangelhafter Ernährung durchaus zu einem für den Organismus positiven Vitamintrunk werden.

Gerade ältere Menschen befinden sich erfahrungsgemäß oft in einem marginalen Vitamin- und/oder Mineralstoffmangel (Vitamin B_6 und C, Kalium, Magnesium, Calcium), da ihre Ernährung meist zu wenig abwechslungsreich ist.

Für diese Bevölkerungsgruppe können zwei Gläser Wein täglich ein erwünschter und nicht zu vernachlässigender Vitaminspender sein und einen wesentlichen Beitrag zur Mineralstoffversorgung leisten.

Die im Wein enthaltenen Vitamine und Mineralstoffe können in relevantem Maße in die Mikronährstoffbilanz eingehen. Darüber hinaus sind die positiven Begleiterscheinungen wie Hebung des allgemeinen Wohlbefindens, Verdauungs- und Durchblutungsförderung, schützende Herz-Kreislauf-Effekte und Energiespender gerade für den älteren Menschen beachtlich.

Auch für Menschen, die im Endstadium einer schweren Erkrankung stehen, kann der Wein eine wichtige Quelle für die Zufuhr von Energie, Vitaminen und Spurenelementen sein. Gerade hier sollte jedoch vor dem Genuß auf jeden Fall die Meinung des behandelnden Arztes eingeholt werden.

Vitamine auf einen Blick

Vitamin A	kommt nur in sehr geringen Mengen im Wein vor
Vitamin B_1	ist für den Kohlenhydratstoffwechsel von Bedeutung, besonders auch für den Glucoseabbau im zentralen Nervensystem
Vitamin B_2	im Wein wirkt entgiftend in der Leber und ist an zahlreichen Reaktionen des Kohlenhydrat-, Fett-, Eiweiß- und Mineralstoffwechsels beteiligt
Vitamin B_6	steuert den Fettstoffwechsel und ist beteiligt am Eiweißab- und -umbau. Daneben trägt es zur Verhütung von Arteriosklerose und altersbedingten Gehirn- und Leberstoffwechselstörungen bei
Folsäure	ist beteiligt unter anderem an der Blutbildung, an der Antikörperbildung und am Wachstum. Ein Mangel macht sich vor allem im Blutbild bemerkbar
Vitamin C	kommt besonders in jungen Weinen vor. Im Rotwein ist seine Konzentration höher als im Weißwein. Mit zunehmender Reifung und Lagerung des Weines nimmt der Gehalt kontinuierlich ab. Vitamin C ist an zahlreichen Stoffwechselvorgängen beteiligt. Es spielt eine wichtige Rolle bei der Bildung von Hormonen und Aktivierung von Fermenten (chemische Umwandlung von Stoffen durch Bakterien und Enzyme). Ferner ist Vitamin C wichtig für die Blutgerinnung und die Funktion der Nebennierenrinde
Farbstoffe	sind in allen Traubensorten enthalten, meist in einem Gemisch von gelben und grünen. Bis heute ist ihre Wirkung auf den menschlichen Organismus umstritten. Aber einigen Farbstoffen werden teilweise medizinische Eigenschaften zugesprochen. So soll der Farbstoff Quercetin das allgemeine Wohlbefinden fördern, den Blutdruck senken, die Koronargefäße erweitern und den Kapillarschutz verstärken. Daneben soll Quercetin zusätzlich die Wirkung von Vitamin C erhöhen und die Muskulatur entkrampfen. Der Farbstoff Oenin soll bakteriostatische (keimtreibende) und bakterientötende Fähigkeiten besitzen

Energie- und Nährwerte

Weißwein	trocken	halb-trocken	lieblich	Auslese	Feder-weißer
Energie:	68 kcal / 264 kJ	70 kcal/ 293 kJ	72 kcal/ 301 kJ	90 kcal/ 376 kJ	78 kcal/ 326 kJ
Protein:	0,1 g	0,1 g	0,1 g	0,1 g	0,1 g
Kohlenhydrate:	0,5 g	2,0 g	3,0 g	5,5 g	2,6 g
Mono-/ Disaccharide:	0,5 g	2,0 g	3,0 g	5,5 g	2,6 g
Wasser:	88,5 g	87,0 g	86,5 g	83,5 g	93,2 g
Mineralstoffe:	0,3 g	0,3 g	0,3 g	0,3 g	0,2 g
Natrium:	3 mg	3 mg	2 mg	5 mg	3 mg
Kalium:	80 mg	88 mg	82 mg	88 mg	100 mg
Calcium:	9 mg	10 mg	9 mg	14 mg	10 mg
Magnesium:	9 mg	9 mg	10 mg	9 mg	8 mg
Phosphat:	15 mg	8 mg	15 mg	8 mg	10 mg
Eisen:	0,6 mg	0,6 mg	0,6 mg	0,6 mg	0,4 mg
Zink:	Sp	Sp	Sp	Sp	Sp
Kupfer:	Sp	Sp	Sp	Sp	Sp
Selen:	Sp	Sp	Sp	Sp	Sp
Vitamine					
Thiamin:	Sp	Sp	Sp	Sp	0,01 mg
Riboflavin:	0,01 mg	0,01 mg	0,01 mg	0,01 mg	0,01 mg
Vitamin B_6:	0,02 mg	0,01 mg	0,01 mg	0,01 mg	0,01 mg
Folsäure:	Sp	Sp	Sp	Sp	Sp
Vitamin C:	0,05 mg	0,05 mg	0,03 mg	0,05 mg	1 mg
Alkohol:	9,5 g	8,5 g	8,0 g	9,5 g	4 g

	Roséwein	leichter Rotwein	schwerer Rotwein
Energie:	71 kcal/ 294 kJ	65 kcal/ 272 kJ	78 kcal/ 326 kJ
Protein:	0,1 g	0,2 g	0,2 g
Kohlenhydrate:	2,5 g	0,3 g	0,3 g
Mono-/Disaccharide:	2,5 g	0,3 g	0,3 g
Wasser:	87,0 g	89,0 g	87,0 g
Mineralstoffe:	0,3 g	0,3 g	0,3 g
Natrium:	4 mg	3 mg	4 mg
Kalium:	75 mg	100 mg	90 mg
Calcium:	12 mg	7 mg	8 mg
Magnesium:	7 mg	8 mg	8 mg
Phosphat:	6 mg	10 mg	28 mg
Eisen:	0,9 mg	0,9 mg	0,7 mg
Zink:	Sp	0,1 mg	0,1 mg
Kupfer:	Sp	0,1 mg	0,1 mg
Selen:	0	0	0
Vitamine			
Thiamin:	Sp	Sp	Sp
Riboflavin:	0,01 mg	0,01 mg	0,01 mg
Niacinäquivalente:	0,1 mg	0,1 mg	0,1 mg
Vitamin B_6:	0,02 mg	0,02 mg	0,02 mg
Folsäure:	Sp	Sp	Sp
Vitamin C:	1 mg	2 mg	2 mg
Alkohol:	8,7 g	10,0 g	12, 0 g

(Zusammensetzung pro 100 g Anteil Wein)
Quelle: *Nährstoffe in Lebensmitteln* von Beate und Helmut Heseker

Wie wirkt der Wein auf die Organsysteme?

Alle hier erwähnten Vitamine, Spurenelemente, Mineralstoffe, Alkohole usw. ergeben in ihrer Gesamtheit einen wohlschmeckenden Wein, der in den allermeisten Fällen nichts von einer bitteren Medizin hat. Jeder einzelne Baustein sorgt bei mäßigem Weingenuß für eine kleine und wohltuende Wirkung.

Schlank mit Wein

Weintrinker sind in der Regel keine dicken Menschen. Im Gegensatz zum Bierbauch ist auch bei relativ hohem Weinkonsum ein Weinbauch eher unwahrscheinlich. Eine neuerliche Studie der Universität von North Carolina hat ergeben, daß bei männlichen und weiblichen Weinkonsumenten zwischen 45 und 64 Jahren der Hüft- zum Taillenumfang in einem günstigeren Verhältnis steht als bei Konsumenten anderer alkoholischer Getränke. Das Verhältnis Hüfte zu Taille gilt als Maßzahl bei der Bemessung des Risikos von Herz- und Kreislauf-Erkrankungen.
Auch die Freiburger Studie von Prof. Keul und Dr. König beweist, daß Wein kein „Dickmacher" ist. In vier Wochen regelmäßigen Weißweinkonsums von täglich ca. 0,5 Liter reduzierten die Testpersonen ihr Gewicht trotz zum Teil höherer Kalorienaufnahme um 1,5 Kilogramm. Fazit: Die Fettverbrennung wurde gesteigert und der Anteil des Körperfetts sank bei dem regelmäßigen aber moderaten Weingenuß.

Lange Zeit schienen die Franzosen mit diesen gesundheitsfördernden Wirkstoffen im Wein besonders gesegnet zu sein. Unter dem Namen „French Paradox" wurde der kulinarisch ausgedehnte Lebenswandel unserer Nachbarn und seine offensichtlich geringen negativen Auswirkungen auf die Gesundheit der Nation bekannt und berühmt. Kalifornische Forscher fanden nämlich heraus, daß die Franzosen eine niedrigere Sterberate bei Krebserkrankungen (besonders des Verdauungstraktes) vorzuweisen hatten und auch die Anzahl der Herzinfarkte deutlich unter dem Niveau der USA lag, obgleich hier Jogging und vermeintlich gesundes, weil fettloses Essen und alkoholfreie Getränke Triumphe feiern.
In Frankreich hingegen findet diese Form des Gesundheitsbewußtseins weitaus weniger Anhänger.
Was also war los mit den schlemmenden Franzosen? Ganz ein-

fach. Zu einer richtigen französischen Mahlzeit gehört Rotwein, und dieser schützt die Blutgefäße und wirkt sich auch positiv auf die Verdauungsorgane aus.

Die Abwehrkräfte

Das Immunsystem reagiert auf Wein je nach der konsumierten Menge und den begleitenden Bedingungen positiv oder negativ. Bei einem moderaten Weingenuß (etwa zwei Gläsern pro Tag) sind eine ganze Reihe positiver Beziehungen zwischen dem Weinkonsum und dem jeweiligen Immunstatus festzustellen. Das hängt unter anderem zusammen mit den sogenannten Antioxidantien. Dabei sind bestimmte Vitamine und Elektrolyte von Bedeutung, wie zum Beispiel Magnesium oder Vitamin E, aber auch Flavonoide, die sich als natürliche Farbstoffe vor allem im Rotwein finden. Diese Stoffe wirken den freien Radikalen entgegen, die im Körper etwa durch Rauchen entstehen.
Umgekehrt heißt das allerdings nicht, daß man mit einem mäßigen Weingenuß sein Immunsystem in jedem Fall stabilisieren kann. Aber der regelmäßige Weingenuß ist eine wirksame Ergänzung zu der Vielzahl von Faktoren, die das Immunsystem aufrechterhalten.

Die Arteriosklerose

Bei regelmäßigen, aber mäßigen Weintrinkern wurde wesentlich seltener eine Arteriosklerose nachgewiesen als bei Personen, die keinen Wein trinken. Professor Prokop von der Universität Wien hat in einer epidemiologischen Untersuchung festgestellt, daß bei Abstinenzlern, die bereits das 50. Lebensjahr überschritten hatten, der Prozentsatz der von Arteriosklerose Betroffenen um 63 Prozent höher lag als bei gleichaltrigen Weintrinkern.

Die Atmungsorgane

Die Frage, ob der Wein positive Effekte auf die Atmungsorgane ausübt, kann eindeutig mit ja beantwortet werden. Wein führt sowohl zu einer Vertiefung der Atmung, als auch zu einer Beschleunigung und somit zu einer Anregung des gesamten Atmungssystems.

TIP

Die Atmung wird durch Weingenuß angeregt und vertieft. Durch die enge Kopplung von Atmung und Kreislaufsystem wird eine bessere Blutzirkulation erreicht.

Wie bei einer körperlichen Anstrengung wird dadurch die Luft besser in alle Verästelungen des

Bronchialsystems transportiert. Mit dieser besseren Durchlüftung wird auch mehr Sauerstoff aufgenommen, was sich wiederum positiv auf die Stoffwechselsituation insgesamt auswirkt.
Bei Infektionskrankheiten der Bronchien und der Lunge, angefangen von der einfachen Erkältung bis zur Grippe und Lungenentzündung, kann Wein aufgrund seiner antibiotischen Eigenschaften die Abwehrkräfte steigern und den Kreislauf wieder stabilisieren.
Daß Wein bei schweren Erkrankungen immer nur eine Hilfs- und unterstützende Funktion haben kann, die eine unter Umständen spezifische Behandlung mit Antibiotika und Kreislaufmittel nicht ersetzen kann, ist selbstverständlich. Ziehen Sie bei einer Grippe oder gar einer eitrigen Entzündung in jedem Fall einen Arzt zu Rate.

ABSTINENZLER HÄUFIGER KRANK

Italienische Mediziner haben die Anfälligkeit für bestimmte Krankheiten bei Abstinenzlern und moderaten Alkoholtrinkern untersucht. Die Studie an 58 400 Testpersonen, die alle älter als 25 Jahre waren, ergab bei zehn von 16 Krankheiten ein erhöhtes Risiko in der Gruppe der Abstinenzler. Das gilt insbesondere für Diabetes, Bluthochdruck, Anämien sowie Erkrankungen der Herzkranzgefäße, des Herzens und der Nieren. Auch bei Abstinenzlern, die früher Alkohol getrunken hatten, traten bestimmte Störungen häufiger auf als bei den moderaten Alkoholgenießern.
(American Journal of Epidemiology, Juni 1995, S. 436)

Der Blutdruck

Bereits die Aufnahme relativ kleiner Alkoholmengen zeigt gefäßerweiternde Wirkung. Diese macht sich besonders durch das Wärmegefühl bemerkbar, das den Körper durchströmt. Der eigentliche Herzschlag wird durch einen angemessenen Weinkonsum nicht beeinflußt. Lediglich die Durchblutung der Herzkranzgefäße wird gesteigert. Bei Biertrinkern stellt hingegen die große Flüssigkeitsaufnahme eine zusätzliche Herz- und Gefäßbelastung dar, insbesondere, wenn ein hoher Blutdruck besteht.
Ein verantwortungsvoller Weingenuß hat auf einen erhöhten Blutdruck so gut wie keine negativen Auswirkungen. Bei niedrigem Blutdruck, insbesondere als Folge eines reduzierten Gesundheitszustandes und in der Rekonvaleszenz, ist Wein als kreislaufanregendes Mittel vermutlich von keinem anderen Mittel zu überbieten, da er schonend und

auf natürliche Weise eine Stabilisierung der Kreislaufverhältnisse bewirkt.

Das Herz-Kreislauf-System

Ein mäßiger, aber regelmäßiger Weingenuß kann das Risiko eines Herzinfarktes um bis zu 50 Prozent senken. Neuere Untersuchungen aus England, Dänemark und den USA belegen sogar, daß der verantwortungsvolle Konsum alkoholischer Getränke im Vergleich zur Abstinenz bei Menschen mittleren und höheren Alters das Risiko, an einem Herzinfarkt zu sterben, deutlich vermindert.

Es gibt klare epidemiologische Hinweise, daß ganz besonders der Weingenuß diesen infarktverhindernden Effekt vermittelt. Mäßiger, aber regelmäßiger Weinkonsum senkt den Gesamt-Cholesterinspiegel und erhöht dadurch den Spiegel des als günstig eingeschätzten Blutfettes HDL. Die Folgen hiervon sind eine geringere Verkalkung der Blutgefäße und der Arterien sowie eine Herabsenkung der Gefahr von Arterienverschluß und Thrombose. Zudem weitet ein moderater Weingenuß die eng gewordenen Herzkranzgefäße und aktiviert die allgemeine Durchblutung. Die günstigen Einflüsse auf das Gerinnungssystem verhindern die Entstehung von Blutgerinnseln.

Besonders positiv erscheint dabei die Tatsache, daß Wein eine außergewöhnlich gute Quelle für Salicylate und Metabolite ist. Salicylsäure wird Ihnen besser bekannt sein unter dem Namen Aspirin, das nicht nur als Schmerz- und Fiebermittel eingesetzt wird, sondern auch bei der Vorbeugung von Herzinfarkt zur Anwendung kommt. Eine amerikanische Forschergruppe konnte Salicylsäure und deren Metabolite in den verschiedensten Weinen in unterschiedlicher Konzentration nachweisen.

Nach Angaben der Zeitschrift „The Lancet" (1994) enthält ein Liter Weißwein fast die doppelte Menge an Salicylaten wie die 30 mg Salicylsäure, deren tägliche Einnahme zum Schutz vor Herz- und Kreislauferkrankungen empfohlen wird.

Ein mäßiger, aber regelmäßiger Weinkonsum mindert das Risiko von Arteriosklerose, Schlaganfall und Herzinfarkt. Eine besonders günstige Wirkung schreiben die Forscher dabei dem in Rotweinen enthaltenen Phenol „Resveratrol" zu.

Diese und andere vergleichbare Forschungsergebnisse wurden unabhängig voneinander in den USA, in Australien, in Südafrika und in verschiedenen europäischen Ländern in den letzten

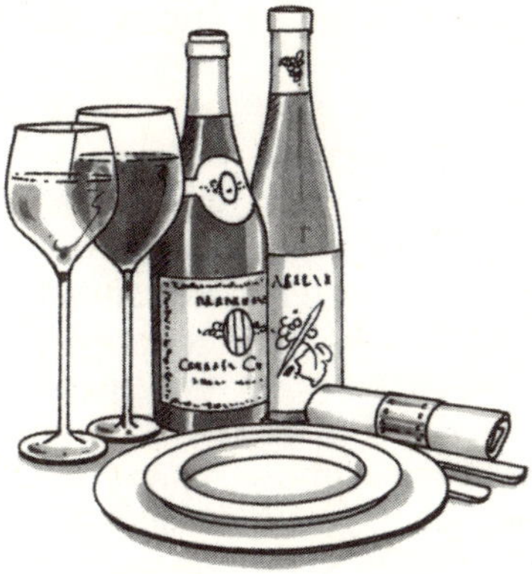

Jahren veröffentlicht. Seit 1982 sind allein in den USA 250 wissenschaftliche Publikationen zu diesem Thema erschienen.

Mittlerweile wird der moderate Weingenuß auch in den „Dietary Guidelines for Americans" – das sind die Ernährungsempfehlungen des US-Gesundheitsministeriums – empfohlen. Der Epidemiologe der Universität Boston, Dr. Ellison, schreibt sogar: „Abstinenz ist ein Risikofaktor für Herzerkrankungen. Allein 1996 ist der Weinkonsum in den USA um 16% angestiegen." Auch das britische Gesundheitsministerium empfiehlt in seinem jüngsten Gesundheitsbericht einen moderaten Weinkonsum von ein bis zwei Gläsern pro Tag. Insbesondere die herzinfarktgefährdeten Bevölkerungsgruppen könnten vom „sensible drinking" profitieren.

Der breiteste therapeutische Einsatz von Wein steht im Zusammenhang mit der Nahrungs- und Flüssigkeitsaufnahme. Wein vor den Mahlzeiten als Aperitif gereicht, stimuliert die Magensäure und regt den Appetit an. Auslösend sind neben den Duftstoffen und Fruchtsäuren vor allem der Alkoholanteil, der körpereigene Stoffe freisetzt.

Weine sind darin anderen alkoholischen Getränken und entsprechenden Alkoholverdünnungen überlegen. Diese Effekte sind bei Appetitlosigkeit, nach überstandenen Krankheiten und auch bei älteren Menschen, die häufig zu wenig essen, gut einzusetzen. Zusätzlich liefert der Wein dem Körper Kalorien, ohne dabei den Magen unangenehm zu belasten. Besonders Rotweine haben sich beim Genuß fetter und schwer bekömmlicher Speisen als verdauungsfördernd bewährt. Sicherlich auch ein Grund dafür, warum in den südlicheren Ländern zu den öligen Speisen immer Rotwein gereicht wird.

Die Hirndurchblutung

Schon die Aufnahme kleinerer Mengen Wein verbessert die Hirndurchblutung. Dadurch werden das körperliche und seelische Wohlbefinden stabilisiert und gesteigert, die schöpferischen Kräfte gestärkt. Durch die Erweiterung der Blutgefäße wird auch die Sauerstoffversorgung der Hirnzellen verbessert. Eine geringe Alkoholdosis kann sogar das Kurzzeitgedächtnis und dessen Leistungsfähigkeit fördern. Durch regelmäßigen moderaten Weingenuß kann dem altersbedingten Abbau der Gehirnleistung vorgebeugt werden.
Eine zu hohe Alkoholzufuhr dämpft dagegen das Nervensystem und verkehrt die positiven Aspekte gemäßigten Weinkonsums ins Gegenteil.

Der Magen

Sobald der Wein in den Magen gelangt ist, kommt es zu einer Steigerung der Salzsäureproduktion, die allerdings bei einer Alkoholkonzentration im Magen von mehr als 10 Prozent wieder gehemmt wird. Bei übersäuertem Magen sind deshalb die säurearmen Rotweine vorzuziehen. Sie bekommen besser und stellen aufgrund ihres Gerbstoffgehaltes sogar einen Schleimhautschutz dar, da durch das Zusammenziehen der Schleimhautporen die Magensekretion gebremst wird. Es wurde auch nachgewiesen, daß durch Wein die Absonderung des „intrinsic factor" (Glykoproteid des Magensaftes) in der Magenschleimhaut erhöht wird. Dadurch kommt es zu einer vermehrten Aufnahme von Vitamin B_{12}, das entscheidenden Anteil bei der Blutbildung hat. Gerade bei älteren Menschen mit einem Mangel an Verdauungsfermenten und mit reduzierten fermentativen Prozessen kann ein regelmäßiger Weinkonsum zu den Mahlzeiten eine erhebliche Verbesserung der Verdauungsleistung bedingen, was einer vorzei-

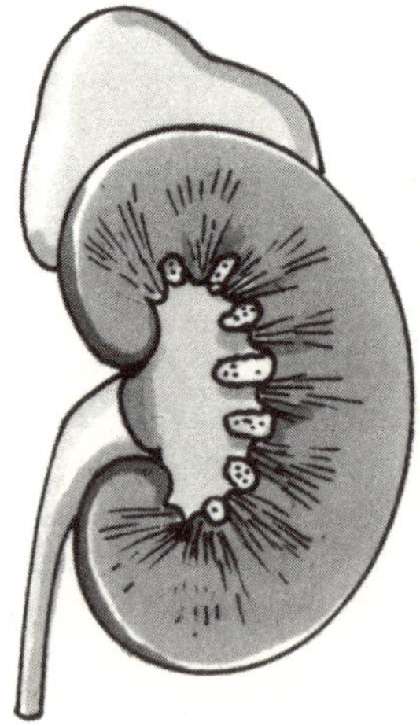

tigen Entmineralisierung aufgrund von Verdauungsschwäche entgegenwirkt.

Die Nieren

Auf gesunde Nieren wirkt der Wein ausscheidungsfördernd. Es kommt dabei zu einer über die Flüssigkeitsaufnahme hinausgehenden Ausscheidung von Harn, wodurch vermehrt Substanzen wie Harnstoffsalze und Harnsäure ausgeschieden werden.
Mediziner der Havard School of Public Health in Boston haben in einer aufwendigen Studie überprüft, welche Flüssigkeiten die beste Wirkung gegen Nierensteine haben können. Demnach ist der Wein das nützlichste Getränk gegen Nierensteine, Apfelsaft dagegen äußerst schädlich. Bei einem Viertelliter Kaffee pro Tag sank das Nierensteinrisiko um rund zehn Prozent, bei schwarzem Tee waren es 14 Prozent, bei Bier schon 21 Prozent und bei Wein sogar 39 Prozent.

Die Schilddrüse

Bei einer Überfunktion der Schilddrüse ist Alkohol grundsätzlich verboten. Bei dieser Art der Erkrankung kann der Wein seine beruhigende Wirkung nicht ausüben, sondern stimuliert die Schilddrüse zusätzlich. Dies führt zu stärkerem Herzklopfen und anderen unangenehmen Gefühlen. Bei einer altersbedingten Unterfunktion der Schilddrüse wirkt der moderate Weingenuß allerdings wieder belebend. Es wird heute sogar vermutet, daß die oft erstaunliche Alkoholverträglichkeit älterer Menschen auf eine verminderte Schilddrüsenfunktion zurückzuführen ist.

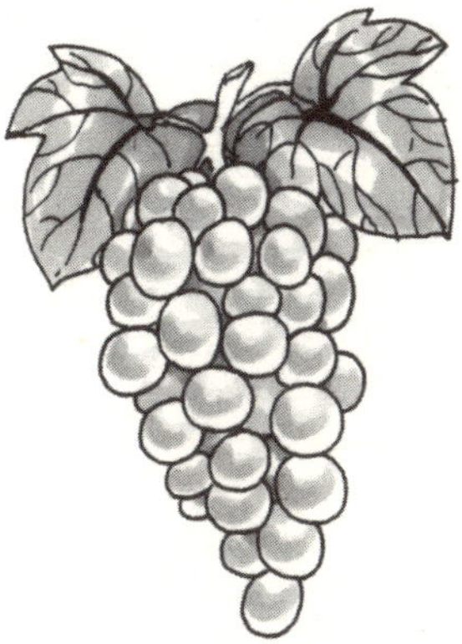

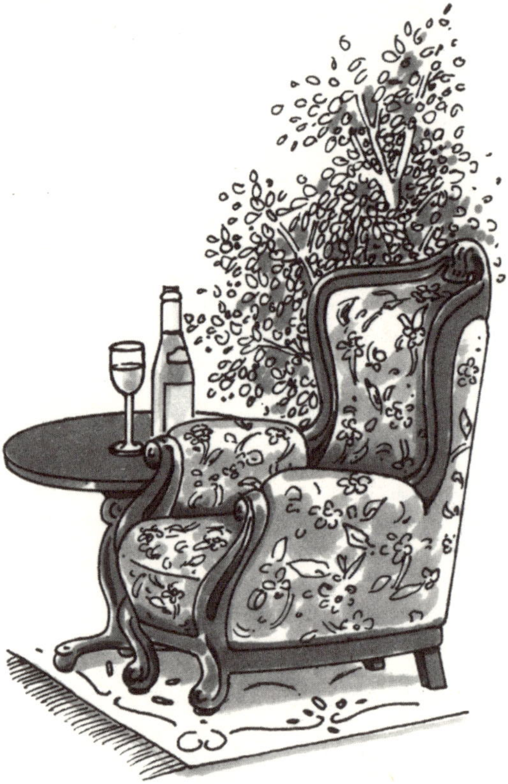

Wein als Medizin

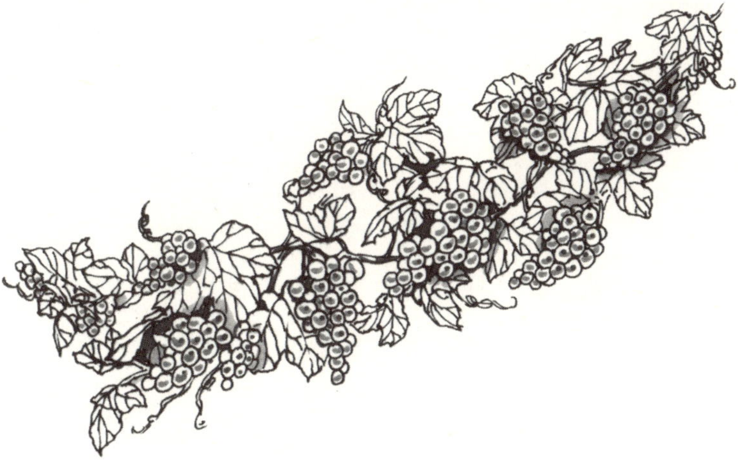

Als therapeutisches Mittel bei Krankheiten und Störungen des Organismus ist Wein besonders interessant. Teilweise kann man hierbei auf jahrhundertealte Erfahrungen zurückgreifen, teilweise sind die Wirkungen des Weines erst in jüngster Zeit durch die moderne Medizin und Chemie bekannt geworden und nachgewiesen worden.

Indikationsfelder

Abmagerung

Jeder Gewichtsverlust kann verschiedene Ursachen haben. Sie reichen von Appetitmangel bis zur ernsten Stoffwechselstörung oder gar konsumierenden Erkrankung. Unabhängig von der ärztlichen Diagnose und entsprechend verordneter Therapie kann ein Weingenuß in Maßen nicht schaden.
Empfehlung: Besonders wirksam sind ältere, nicht zu schwere Rotweine. Es wird empfohlen, 1/8 Liter jeweils eine halbe Stunde vor den Mahlzeiten zu trinken. Der Wein kann auch leicht erwärmt und mit einem Eigelb und etwas Honig verrührt werden.

Altersschwäche

Einer auftretenden Altersschwäche kann mit einem mäßigen Weingenuß wirksam begegnet werden.
Besonders zu empfehlen sind trockene, ältere Spätburgunder, Riesling und andere trockene Weißweine mit einer harmonischen Säure, da diese mineralreichen Weine den Stoffwechsel alternder Menschen unterstützen. Zusätzlich senken sie den Cholesterinspiegel, sorgen für eine befreitere Atmung und lassen besser einschlafen.
Empfehlung: Ein bis zwei Gläser mittags und abends jeweils zu den Mahlzeiten. Mittags empfiehlt sich Weißwein, abends eher Rotwein.

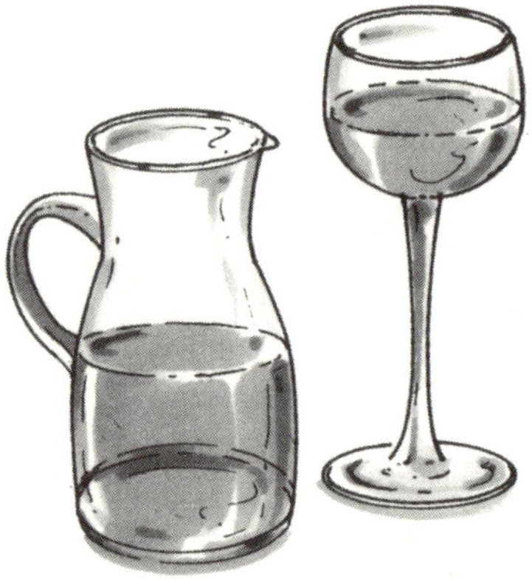

Anämie (Blutarmut)

Die krankhafte Abnahme der Zahl der roten Blutkörperchen äußert sich in einer ganzen Reihe von Störungen: ständige Müdigkeit, Schwindel, mangelnde Spannkraft.

Empfehlung: Rotweine weisen gegenüber Weißweinen einen höheren Anteil an Eisen (bis zu 10 mg pro Liter) auf. Zudem unterstützt das in Rotweinen vorhandene Vitamin B_{12} die Bindung von Eisen und die Bildung von roten Blutkörperchen und wirkt damit gegen Blutarmut. Ein bis zwei Gläser Rotwein jeweils zu den Mahlzeiten.

Augenkrankheiten

Vielleicht mag es auf den ersten Blick seltsam erscheinen, daß der Genuß von Wein auf den Sehapparat Einfluß haben soll. Aber einige Mediziner, die sich mit der Heilkraft des Weines beschäftigen, empfehlen leichte Rotweine mit einem hohen Kaliumgehalt. Kalium beeinflußt die Muskelkraft, fördert also die Kraft und die Konzentrationsfähigkeit der Augenmuskulatur.
Empfehlung: Zwei bis drei Gläser leichten Rotwein täglich.

Bauchspeicheldrüse

Die gesunde Bauspeicheldrüse wird durch mäßigen Weingenuß günstig beeinflußt. Sie reagiert darauf mit leicht erhöhter Absonderung ihrer Fermente. Diese sind sowohl für die Verdauung von Eiweiß im Darm und für die Spaltung von Zucker und Fett bedeutungsvoll.

FAUSTREGEL

Bei Entzündungen und anderen Erkrankungen der Bauchspeicheldrüse besteht absolutes Weinverbot.

Blasenentzündung

Die Entzündung der Harnblase kann verschiedene Ursachen haben und sollte in jedem Fall von einem Arzt diagnostiziert und behandelt werden. Während der schmerzhaften und akuten Krisen sollte der Patient keinen Alkohol zu sich nehmen.
Ansonsten ist ein moderater Weingenuß, auch gerade im Hinblick auf die bakteriziden und diuretischen Eigenschaften des Weines, als weitgehend unbedenklich anzusehen.
Empfehlung: Süße oder halbsüße Weine helfen dank ihrer Konsistenz, das negative Säftemilieu und die damit zusammenhängende Vermehrung der Mikroben positiv zu verändern. Da aber die Verträglichkeit von Weinen bei Blasenleiden sehr unterschiedlich ist und nur individuell entschieden werden kann, sollte der Patient einfach ausprobieren, ob ihm ein oder zwei Gläser Wein über den ganzen Tag verteilt

und schluckweise getrunken bekömmlich sind. Eine Rücksprache mit dem behandelnden Arzt ist in jedem Fall zu empfehlen.
Bei einer Vergrößerung der Vorsteherdrüse kann es durch Weinkonsum zu Blasenkrämpfen mit Harnverhaltung und erschwertem Harnlassen kommen. Es empfiehlt sich als einziger Weißwein ein trockener Silvaner in geringen Mengen. Er sollte langsam getrunken und kann auch mit Mineralwasser verdünnt werden. Rotweine sind für Patienten mit Harnblasenbeschwerden in der Regel bekömmlicher als Weißweine.

Blutfleckenkrankheit (Hämangiome)

Diese Krankheit äußert sich in der Hauptsache als Hautausschlag in Form von kleinen roten Flecken. Die platzenden Kapillargefäße verursachen kleine lokalisierte Blutungen.
Auch hier ist eine ärztliche Überwachung und Therapie absolut geboten. Ein moderater Weingenuß kann jedoch die Widerstandsfähigkeit der Kapillargefäße erhöhen.
Empfehlung: Leichte bis mittelschwere Rotweine, die einen relativ hohen Anteil an Önotanninen und Vitaminen aufweisen. Ein bis zwei Gläser zu den Mahlzeiten.

Blähungen

Bei Blähungen mit all ihren unangenehmen Begleiterscheinungen für den Patienten und seine Umwelt können junge, trockene Weißweine Linderung verschaffen. Die in diesen Weinen enthaltenen Mineralsalze und Spurenelemente regen die Darmtätigkeit an, indem sie die glatte Muskulatur des Verdauungsapparates und die Produktion von Magensäften anregen.
Empfehlung: Zwei Gläser zwischen den Hauptmahlzeiten.

Darmerkrankungen

Die prophylaktische Wirkung von Wein ist schon seit der Antike bekannt. Bereits die alten Griechen setzten Wein als therapeuti-

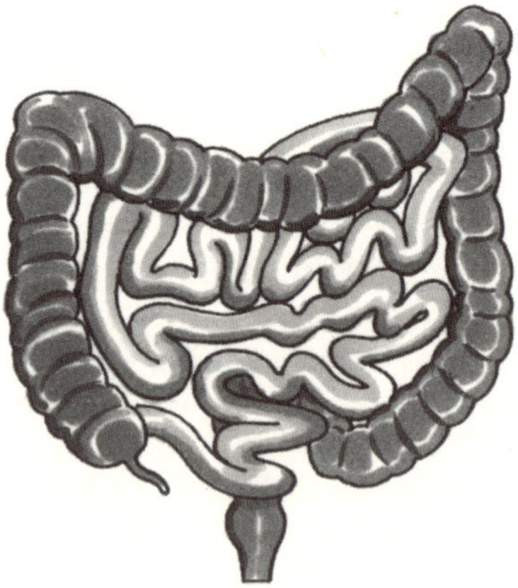

sches Mittel zur Bekämpfung von Magen- und Darminfektionen ein. Um die tägliche Wasserration zu desinfizieren, gab man drei Teilen Wasser einen Teil Wein zu. Aus diesen und anderen Gründen ließ auch Julius Cäsar seine Truppen mit Rotwein versorgen.

Eine amerikanische Arbeitsgruppe um Dr. Weisse vom Medical Center der American Army in Honolulu, Hawaii, hat 1995 die bakterienabtötende Wirkung von Wismut, einem altbewährten Prophylaktikum bei Magen- und Darminfektionen, mit der von Weißwein, Rotwein, Tequila, reinem Alkohol und Wasser in einem wissenschaftlichen Test verglichen. Weißwein und Rotwein in unverdünnter Form erwiesen sich gegenüber Wismut als ebenbürtig. Auch zeigte sich der Wein im Vergleich zu reinem Alkohol oder Tequila deutlich wirksamer. Die bakterizide Wirkung von verdünntem Wein übertraf alle anderen Alkoholika bei weitem.

Aus diesem Experiment schließen die amerikanischen Forscher, daß die verdauungsfördernde Wirkung des Weines auch auf seine desinfizierende Kraft zurückzuführen ist. Sie gehen davon aus, daß Wein wahrscheinlich eine Kombination von Stoffen aufweist, die gegen Bakterien besonders effektiv wirken: die Säuren, der Alkohol und eine weinspezifische Phenolsubstanz, die während des Gärungsprozesses aus der Traubenschale gelöst wird.

Mit dem Alter des Weines steigt auch die antibakterielle Wirkung. In bis zu zehn Jahre altem Wein ist sie am stärksten, danach nimmt sie allmählich wieder ab. Somit wäre Wein oder auch Weinschorle das Mittel der Wahl bei Durchfallerkrankungen auf Reisen. Die manchmal unangenehmen oder gar schmerzhaften Reaktionen der Darmschleimhaut können akut und vorübergehend oder eher chronisch auftreten. Dementsprechend sind auch die empfohlenen Weine verschiedener Natur.

Empfehlung: Vor allem Weißwein kann Bakterien, die für Magen-Darm-Infektionen bzw. Durchfall verantwortlich sind, sehr effektiv abtöten. Bei akuter Diarrhöe trinkt man am besten leichte Weine. Bei chronischer Diarrhöe empfehlen sich etwas ältere Weine (bis 10 Jahre) mit mittlerem Alkoholgehalt. Jeweils ein Glas vor und nach den Mahlzeiten.

Diabetes

Auch Zuckerkranke mögen Wein, und vielfach sieht man heute auf Flaschen den Hinweis „auch für Diabetiker geeignet". Welcher Wein und wieviel davon für Dia-

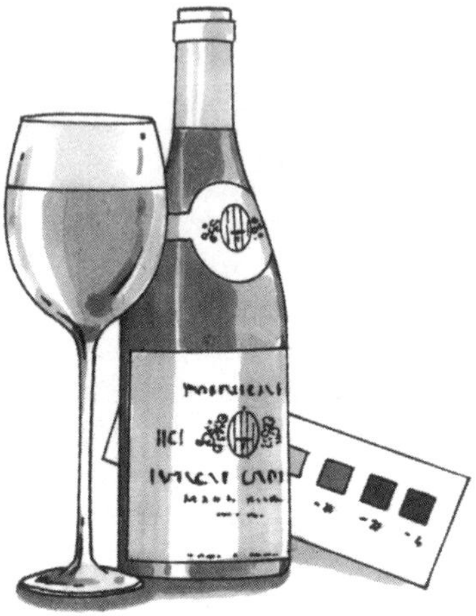

betiker geeignet ist, hängt ganz entscheidend vom Verlauf der Krankheit ab und wie sich die vom Arzt verschriebene Kost zusammensetzt.
Die fehlende oder verminderte Insulinwirkung führt zu einer Störung des Kohlenhydrat- sowie Fett- und Eiweißstoffwechsels. Diese Erkrankung ist entweder genetisch bedingt und kann in jedem Lebensalter auftreten, oder zeigt sich als Folge verschiedener äußerer und innerer Einwirkungen. Kennzeichnend ist die chronische Hyperglykämie (erhöhte Blutzuckerwerte) mit ihren negativen Folgen auf andere Stoffwechselprozesse und Organe.
Für den Weingenuß haben diese unterschiedlichen Ursachen der Krankheit auch unterschiedliche Konsequenzen: Ein trockener Wein (Weiß- oder Rotwein) bewirkt keinen Anstieg der Ketonkörper und auch keine Erhöhung des Blutzuckerspiegels. Es besteht also kein Grund, Diabetikern den Genuß eines leichten, trockenen Weins zu verbieten. Außerdem hat sich Wein bei den im Verlauf der Erkrankung öfter auftretenden Herzschwächezuständen, Magen-Darm-Störungen und abnormer Magerkeit als vorteilhaft erwiesen.
Empfehlung: Da Alkohol auch ein Kalorienspender ist, sind dem Zuckerkranken in erster Linie leichte Weine zu empfehlen. Bis vor kurzem sollte der Patient darauf achten, daß der Wein durchgegoren ist und nicht mehr als 4 g Traubenzucker (Glucose) pro Liter enthält. Durchgegorene und herbe Weine enthalten in der Regel noch 1 g Traubenzucker im Liter. Neuerdings sind auch Weine mit einem Gesamtzuckergehalt von 20 g pro Liter zugelassen (Fructosegehalt: 85%). Wählt ein Diabetiker einen 10prozentigen Diabetikerwein mit einem Gesamtzuckergehalt von 20 g pro Liter, so muß er für 0,6 Liter dieses Weines 1 BE berücksichtigen (nach Prof. Dr. Gustav Belz, Wiesbaden).
Grundsätzlich kann der Zuckerkranke Weine aller Qualitätsstufen vom Tafelwein über den Qualitätswein bestimmter Anbauge-

biete bis zum Qualitätswein mit Prädikat trinken, sofern diese Weine durchgegoren sind und damit keinen wesentlichen Restzuckergehalt besitzen.

Allerdings enthalten Weine hoher Qualitäten, besonders Weine mit den Prädikaten Auslese, Beeren- und Trockenbeerenauslese, immer einen gewissen natürlichen Zuckergehalt. Dies liegt daran, daß die Hefe meist nicht in der Lage ist, die im Most vorhandenen Zuckermengen vollständig zu vergären. Fragen Sie also in jedem Fall Ihren Winzer oder auch in Ihrer Vinothek nach dem Restzuckergehalt.

In den einfachen Weinen werden dagegen die beiden Zuckerarten Trauben- und Fruchtzucker von den Hefen fast völlig in Alkohol und Kohlensäure vergoren. Von solchen Weinen dürfen die meisten stoffwechselstabilen Altersdiabetiker jenseits des 45. Lebensjahres eine halbe bis ganze Flasche (0,75 l) täglich oder auch eine halbe Flasche eines süßen Weines unter Anrechnung der Kalorien und der Broteinheiten trinken.

Haben durchgegorene Weine dennoch einen etwas süßen Geschmack, so kann das auf einen geringen Säure- oder auf dem im Wein vorkommenden Glyzeringehalt zurückzuführen sein. Diese Weine dürfen Diabetiker ebenso unbedenklich genießen.

Bei einem leichten Diabetes sind trockene Weine mit einem Zuckergehalt bis zu 20 g pro Liter noch zu tolerieren. Die Tagesmenge sollte aber nicht über zwei Gläsern liegen. Von einem leichten Wein (rot oder weiß) mit weniger Zucker pro Liter können ohne weiteres eine halbe bis eine Flasche (0,75 l) pro Tag zugestanden werden.

Bei einem mittelschweren Diabetes, wenn blutzuckersenkende Substanzen eingenommen werden müssen, sollte täglich nur ein Viertelliter eines durchgegorenen oder ein Viertelliter eines süßen Weines unter Anrechnung der Kalorien und Broteinheiten getrunken werden.

Bei Diabetikern, die mit Präparaten aus der Stoffklasse Sulfonylharnstoffe behandelt werden, kann sich eine Verminderung der Alkoholtoleranz mit Gesichts- und Halsrötungen, erhöhter Schlagfolge des Herzens, Beschleunigung der Atmung und einem erhöhten Blutdruck bemerkbar machen.

Wird bei Diabetes Insulin verabreicht, dann können durch Alkoholgenuß die diabetischen Stoffwechselstörungen verstärkt und die Insulinwirkung gestört werden. In diesem Fall sollte nicht mehr als täglich ein Glas eines leichten Rotweins (max. 10 g Alkohol) getrunken werden, in Ausnahmefällen können es

mit ärztlicher Genehmigung auch zwei Gläser sein.
Gegen den Genuß von ein bis zwei Gläsern trockenem Sekt ist bei einem gut eingestellten Altersdiabetiker kaum etwas einzuwenden. Werden größere Mengen getrunken, so wird der Diabetiker-Sekt empfohlen.

Durchblutungsstörungen

Wer unter Durchblutungsstörungen leidet, der sollte auf leichtere Rotweine zurückgreifen. Diese Weine verbessern die Elastizität der Gefäße und sorgen für eine Gefäßerweiterung.
Empfehlung: Jeden zweiten Tag 0,7 Liter über den Tag und die Mahlzeiten verteilt.

Entkalkung

Eine Abnahme des Calciumgehaltes im organischen Milieu kann oft schwerwiegende Folgen nach sich ziehen, von denen in erster Linie die Knochen, aber auch Stützgewebe wie Knorpel oder Bänder betroffen sind. Natürlich stehen den Menschen, die unter einem derartigen Mineralmangel leiden, zahlreiche pharmazeutische Spezialmittel zur Verfügung, die unter ärztlicher Aufsicht eingenommen werden sollten. Unterstützend kann ein mäßiger Genuß von Weinen wirken, die auf kalkhaltigem Boden wachsen.
Empfehlung: Weißweine von trocken bis lieblich. Ein bis zwei Gläser vor den Mahlzeiten.

Fettsucht

Fettsucht wie Übergewicht belasten den gesamten Organismus. Eine ausgewogene Diät sollte immer nach Rücksprache mit einem Arzt und unter ärztlicher Aufsicht stattfinden. Eine individuell auf den Patienten abgestimmte Diät oder Kur kann durch einen dem Diätplan angemessenen Weinkonsum unterstützt und bereichert werden. Denn maßvoller Weingenuß steigert die Fettverbrennung, der Anteil der Fettmasse im Körper wird meßbar reduziert. Obwohl 1 Gramm Alkohol 7 Kilokalorien enthält, führt er nach neuesten wissenschaftlichen Erkenntnissen nicht zu Übergewicht. Diejenigen, die nie Alkohol trinken, sind durchschnittlich häufiger übergewichtig als diejenigen, die regelmäßig aber maßvoll Wein trinken. Die wissenschaftliche Auswertung von Trinkgewohnheiten ergab auch, daß mit steigendem Konsum von Bier und Schnaps der Bauchumfang zu-, mit steigendem Weinkonsum dagegen stetig abnimmt!

Empfehlung: Trockene Roséweine, trockene Rieslinge, Silvaner und Gutedel mit Diabetikersiegel. Diese Weine wirken harntreibend, sind reich an Calcium und regen die Stoffwechseltätigkeit an. Maximal 0,7 Liter zu und unmittelbar nach den kalorienarmen Mahlzeiten über den Tag verteilt. In jedem Fall zuvor den Arzt befragen!

Fieber

Fieber ist ein Zeichen, daß das Abwehrsystem funktioniert. In aller Regel verursacht Fieber Müdigkeit und Energielosigkeit. Zusätzlich zu den vom Arzt verschriebenen Medikamenten kann ein Wein dem Patient helfen, ein besseres biologisches Abwehrsystem aufzubauen und wieder eine normale Körpertemperatur zu erlangen.
Empfehlung: Trockene Weine. Sie enthalten Phosphor, der außerordentlich dynamogenetisch wirkt, und Schwefel in Form von Kaliumsulfat, dessen entgiftende Wirkung auf den Organismus nachgewiesen ist. In der Medizin wird Phosphor auch eingesetzt, um geschwächten Menschen wieder Kraft zu geben. Auf den Tag verteilt bis zu vier Gläser.

Gallensteine

In einer kontrollierten klinischen Studie wurde festgestellt, daß der tägliche, also regelmäßige Weinkonsum mit einem verringerten Gallensteinrisiko verbunden ist. Im allgemeinen finden sich bei den regelmäßigen Weintrinkern in der Gallenblase oder im Gallengang keine oder nur wenige mineralische Ablagerungen. Dies wird zusätzlich durch die medizinische Beobachtung und Erfahrung gestützt, daß sich bei Frauen, die nur gelegentlich oder nie Wein trinken, häufiger Gallensteine bilden als bei konstanten Weingenießern.
Die Schutzwirkung des Weines beruht wahrscheinlich entweder auf einer gesteigerten Umwandlung von Blutfetten in Gallensäuren oder auf einer veränderten Resorption der Gallensäuren im Dünndarm. Die Weinmenge, die notwendig ist, um dieses Untersuchungsergebnis zu erzielen, liegt in ihrem Alkoholanteil deutlich unter dem Bereich, in dem krankhafte Veränderungen an anderen Organen, beispielsweise der Leber, hervorgerufen werden können.
Empfehlung: Täglich zwei Gläser trockenen Weißwein mit geringem Alkoholgehalt.

Gicht

Zu den Krankheiten, die auf Stoffwechselstörungen zurückzuführen sind, gehört auch die Gicht. Sie kann vererbt sein und bei anderen Krankheiten wie Nieren- oder Blutkrankheiten auftreten. Bei Gicht wird die vermehrt gebildete Harnsäure, die aus dem Eiweiß der Zellkerne stammt, nicht mehr vollständig durch die Nieren und den Darm ausgeschieden. Der größte Teil verbleibt im Körper und kann zu lokalen Ablagerungen in der Gelenkflüssigkeit, im Knorpel und im gelenknahen Knochengewebe unter Bildung knotenförmiger Ablagerungen von Uraten führen.

Bei der Diät- und medikamentösen Behandlung der Gicht ist von dem Genuß von Sekt und Rotwein, vor allem Burgunder, abzuraten. Diese Getränke können schmerzhafte Anfälle auslösen.

Empfehlung: Leichte Weißweine und Roséweine. Dank ihrer alkalisierenden Eigenschaften und dem Gehalt an Alkalikarbonaten vermögen diese Weine die Harn- oder Oxalsäure zu reduzieren.

Zudem sorgen sie für eine gute Harnauscheidung. Ein bis zwei Gläser zu den Mahlzeiten.

Grippe

Diese ansteckende Viruskrankheit kann in gewissen Fällen die Lebenskraft des Patienten schwer beeinträchtigen. Starke Müdigkeit, Abgeschlafftheit und Lustlosigkeit können einhergehen mit einer Herzschwäche und einer teilweisen Nierenblockade. Der Organismus braucht dringend eine wirkungsvolle, rasche und gezielte Energiezufuhr. Antibiotika sind bei Viruserkrankungen sowieso unwirksam und sollen allenfalls bei Superinfektionen eingesetzt werden. Immunmodulierenden Antihomotoxika ist der Vorzug zu geben.

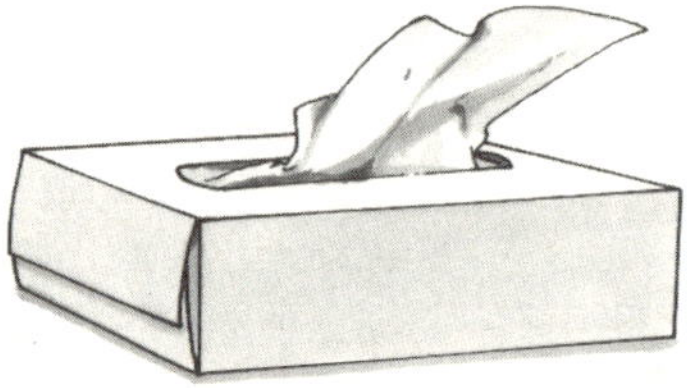

Empfehlung: Alkoholreiche Rot- oder Weißweine, die anregend und kalorienreich sind. Diese Weine können ebenfalls immunstimulierend wirken. Ein Glas zu den Mahlzeiten.

TIP

Dr. E. A. Maury, französischer Arzt und diplomierter Homöopath, empfiehlt: Während des fiebrigen Verlaufs der Krankheit sollte der Kranke folgendes Rezept benutzen: Eine Flasche Rotwein mit 15 g Zimt und 5 Stück Würfelzucker in einem Wasserbad auf 60 °C erwärmen. Etwas Zitronenschale beifügen. Eine halbe Flasche pro Tag auf drei bis vier Male verteilt trinken.

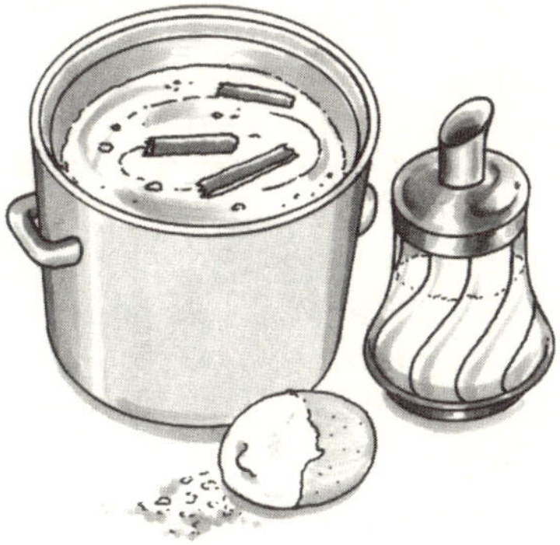

Halsentzündungen

Durch seine bakterientötende Eigenschaft kann der Wein in gewissem Umfang auch bei Schluckbeschwerden und Entzündungen im Hals- und Rachenbereich eingesetzt werden. Es empfehlen sich Rotweine, da diese einen relativ hohen Tanningehalt haben, der den Blutandrang vermindert. Überdies wirken sie wie jeder fermentierte Traubensaft bakterizid, antiseptisch, tonisch und diaphoretisch (schweißtreibend).

Empfehlung: Neben der medikamentösen Behandlung kann der Patient ein Glas Rotwein zu sich nehmen. Zwischen der Einnahme von Medikamenten und dem Genuß von Rotwein sollte ein angemessener Zeitraum liegen.

Bei Erkältungskrankheiten haben sich junge Müller-Thurgau-Weine von Vulkanböden als wahre Muntermacher erwiesen. Mit ihrem Vitamin-C-Gehalt und dem relativ hohen Eisenanteil ersetzen sie in jedem Fall die Vitamintablette, wirken dabei noch bakterientötend und entzündungshemmend.

Empfehlung: Ein halber Liter zwischen den Mahlzeiten. Den Wein entweder normal temperiert oder leicht erhitzt als Glühwein trinken. Niemals den Wein aufkochen, da sonst die Vitamine zerstört werden.

Hämorrhoidenbildung

Wer zu Hämorrhoidenbildung neigt, sollte auf den Genuß von rotem Burgunder verzichten, weil dieser die Venen erweitert. Dadurch können Blutstauungen entstehen, die die Bildung von Hämorrhoiden begünstigen.

Knochenschwund (Osteoporose)

Die Entkalkung von Knochen läßt sich vermindern durch die Verbindung einer geeigneten Therapie mit einer Ernährung, die viele Nährsubstanzen für das Knochengewebe enthält, also Calcium und Phosphor. Diese beiden Elemente sind biologisch gebunden, so daß der Organismus eine Zufuhr von Calcium nur verwerten kann, wenn auch Phosphor vorhanden ist. Regelmäßiger und maßvoller Weinkonsum verlangsamt die Knochenentkalkung und beugt so der vor allem für Frauen gefährlichen Osteoporose vor.
Empfehlung: Zwei Gläser eines calciumreichen Rotweins täglich zu den Mahlzeiten.

Krebs

Auch im Zusammenhang mit der Prävention, Therapie und der Rehabilitation von Krebs wird eine günstige, unterstützende Wirkung von Rotwein diskutiert. Schon lange ist beispielsweise der Einsatz von Anthozyanen, die auch im Rotwein vorkommen, bei naturheilkundlichen Ärzten anerkannt. Diese Stoffe sollen eine Normalisierung der gestörten Redoxprozesse, eine Verbesserung der Zellatmung und eine Abmilderung der toxischen Nebenwirkungen einer Zystostatika-Therapie bewirken. Die geringe Krebsmortalität im Rotweinland Frankreich wird in direktem Zusammenhang mit der krebshemmenden Eigenschaft von Rotwein gebracht.
Man kann heute davon ausgehen, daß mäßiger Weinkonsum ein, wenn auch nicht sehr starkes, Prophylaktikum gegen die Entwicklung von Krebs darstellt. Im Journal des National Cancer Institute (Nummer 87, 1995) wurde eine Studie veröffentlicht, die bei 6700 Patientinnen den Zusammenhang zwischen täglichem Alkoholkonsum und Brustkrebs-Risiko untersuchte. Eine Risikoerhöhung wurde erst ab 30 bis 40 Gramm Alkohol täglich festgestellt. Ein Zusammenhang zwischen einem niedrigeren regelmäßigen Weinkonsum und einem höheren Risiko, an Brustkrebs zu erkranken, konnte nicht nachgewiesen werden. Kalifornische Wissenschaftler haben in einem interessanten tierexperimentellen Versuch nachgewiesen, daß Wein das Auftreten von Krebserkrankungen verzögern kann. Dabei erhielten zwei Gruppen von Mäusen eine bestimmte Diät, eine davon zusätzlich entalkoholisierten Wein. Die Tiere, die Wein bekamen, lebten 40% länger ohne Tumorerkrankungen als diejenigen, die gänzlich ohne Wein aus-

kommen mußten. Bei den Wein-Mäusen wurde eine hohe Phenolkonzentration nachgewiesen, die den schädlichen Sauerstoffreaktionen entgegenwirkt. Allgemein wird dieser Versuch heute als wichtiger Hinweis in der Krebsforschung bewertet. Bestätigen sich diese ersten Beobachtungen, kann man mit der richtigen Ernährung und einem moderaten Weingenuß Krebserkrankungen konkret vorbeugen.

Für unheilbare Krebspatienten kann der Wein auch in den letzten Lebenstagen nicht nur beruhigen und Trost spenden, sondern auch als Energie- und Vitaminquelle dienen.

Leberkrankheiten

Bei einer bereits geschädigten oder kranken Leber ist Alkohol streng verboten. Für eine gesunde Leber hingegen stellt ein moderater Weingenuß, und nur dieser ist anzuraten, keine konkrete Gefährdung dar. Bei einem gesunden und normal ernährten Menschen bedeutet selbst eine Flasche Wein täglich kein akutes Gesundheitsrisiko, auch wenn er damit zwischen 70 und 80 Gramm Alkohol zu sich nimmt. Erst die etwa doppelte Menge, also zwischen 140 und 160 Gramm täglich, über einen längeren Zeitraum konsumiert, führt mit ziemlicher Sicherheit zu einer schweren irreparablen Leberschädigung. Beachtet werden muß bei diesen Angaben unbedingt die unterschiedliche Alkoholverträglichkeit bei Mann und Frau!

Aber noch eine Tatsache bestätigt die Erkenntnis, daß moderater Weinkonsum keinen akuten Leberschädigungsfaktor darstellt. Sowohl bei den alkoholabstinenten Moslems als auch in China, wo kaum Alkohol getrunken wird, sind Lebererkrankungen und Leberzirrhose relativ weit verbreitet.

Dies kann natürlich kein Freibrief für hemmungsloses Trinken sein, aber ein wohldosierter Weingenuß stellt keine akute Gefahr für die Leber dar.

Magenschleimhautentzündung

Bei Magenschleimhautentzündungen und bei chronisch nervösem Reizmagen, gewöhnlich durch unregelmäßige Nahrungsaufnahme und Streß verursacht, sollten alkoholische Getränke gemieden werden. Menschen, die an Magen- oder Zwölffingerdarmgeschwüren leiden, sollten keinen Weißwein trinken. Seine Säure kann Beschwerden und starke Schmerzen auslösen. Empfehlenswert sind bei diesen Symptomen leichte und säurearme Rotweine, täglich ein bis zwei Gläser.

Magenresezierte, denen der Magen ganz oder teilweise entfernt wurde, sollten im Weingenuß sehr mäßig sein. Bei ihnen fließt der Wein direkt in den Dünndarm, wird dort resorbiert und gelangt damit rascher in die Leber und ins Blut. Bei diesen Patienten besteht ohnehin häufig eine Alkoholunverträglichkeit.

Wenn sich bei Totalresezierten infolge der herabgesetzten Verdauungsfunktion eine Leberschädigung bemerkbar macht, ist vor jeglichem Alkoholgenuß zu warnen. Bei Teilresezierten empfiehlt sich nach den Mahlzeiten ein leichter Rotwein.

Bei einem inoperablem Magenkarzinom ist ein leichter Süßwein mit Mineralwasser verdünnt oft recht bekömmlich.

Nervenschwäche

Wer unter den Symptomen einer Nervenschwäche leidet, für den mag der Ruländer oder Grauburgunder der richtige Wein sein, denn der Phosphatgehalt dieser Weine wirkt als Nährmittel für das Nervensystem. Auch steigert der Weingenuß die Konzentration von Serotonin, eines in der Zirbeldrüse entstehenden Hormones, das Gedächtnis, Appetit, Impulsivität aber auch Angst und allgemeine Stimmungslage steuert. Bei einer Unterversorgung mit Serotonin fällt die Stimmung, depressive Menschen weisen häufig einen zu niedrigen Serotoninspiegel im Gehirn auf. Viele moderne Psychopharmaka beeinflussen denn auch den Serotoninstoffwechsel. Hier kann aber auch mit moderatem Weingenuß geholfen werden.

Erfahrene Mediziner empfehlen auch ihren Streßpatienten einen regelmäßigen genußvollen Weinkonsum.

Empfehlung: Zwei Gläser zwischen den Mahlzeiten.

Geistig frisch durch Wein?

Alte Menschen, die drei bis vier Gläser Wein am Tag trinken, leiden seltener an geistiger Schwäche oder Alzheimer-Krankheit. Zu diesem Ergebnis kamen Mediziner in Südwestfrankreich, wie der Chef-Neurologe der Uniklinik von Bordeaux, Prof. Jean-Marc Orgogozo, berichtete. Sie hatten drei Jahre lang rund 3 800 Menschen im Alter von 65 Jahren und mehr beobachtet. Bei der Untersuchung ergab sich, daß der Anteil der „mäßigen Trinker", die an Senilität litten, um vier Fünftel geringer war als der der „Nicht-Trinker".

Nervöse Depressionen

In diesen Fällen sollte in erster Linie auf Rotweine zurückgegriffen werden. Die Kalk-Phosphat-Verbindungen der Rotweine wirken stimulierend.
Empfehlung: Bis zu zwei kleine Gläser vor den und während der Mahlzeiten.

Nervensystem

Die Wirkung von Wein auf das Zentralnervensystem ist vor allem durch den Bestandteil Äthylalkohol bedingt. Äthanol wirkt als Beruhigungs- und Schlafmittel, also in erster Linie dämpfend. Wie bei einer Narkose werden zuerst allerdings hemmende Kontrollmechanismen reduziert. Dies führt bei einer kleinen Dosis zu einer Stimulation verschiedener Funktionen, bei höherer Dosis überwiegt die eigentliche dämpfende Wirkung.

Nieren

Gesunde Nieren reagieren auf Wein lediglich mit einer stärkeren Durchblutung und einer vermehrten Harnausscheidung. Diese wird unter anderem verursacht durch die harntreibende und blutgefäßerweiternde Wirkung der Phenolverbindungen im Wein. Da die Nieren gleichsam einen Filter darstellen für die Abbauprodukte des Eiweißstoffwechsels, für Harnstoff, Ammoniak, Säuren, Salze, Mineralstoffe und alles, was dem Körper in höherer Konzentration schaden könnte, werden diese Stoffe durch den Konsum von Wein schneller und vermehrt über die Niere ausgeschieden.
Bei einer Entzündung des Nierengewebes, bei Funktionsstörungen der feinen Nierenkanälchen und bei Verhärtung der Nierengefäße mit mangelhaften Funktionserscheinungen sollte vom Weingenuß Abstand genommen werden.

Nierenentzündung

Akute oder chronische Schädigungen des Nierengewebes können die Niere in ihren wichtigen Funktionen behindern. Bei akuten Fällen, vor allem dann, wenn der Urin Eiweiße enthält, ist Wein ohne Ausnahme strikt verboten. Handelt es sich um eine chronische Nephritis, dann kann ein bescheidener Weingenuß nicht schaden, selbst wenn Eiweiß im Urin nachweisbar ist.
Empfehlung: Leichte Rotweine, die durch ihren Gehalt an Mineralsalzen die Regenerierung der Nierenzellen unterstützen. Ein bis zwei Gläser Wein zu den Mahlzeiten.

Nierensteine

Am besten bewährt sich Wein als Nierensteinprophylaxe. Pro 240 ml Weinkonsum sinkt das Risiko um 39% gegenüber 21% bei Bier, 14% bei Tee und 10% bei Kaffe. Milch, Wasser, Orangensaft, Cola- und Limonadengetränke zeigen keinen Einfluß.
Empfehlung: Bei harnsaurer Diathese (Neigung zu erhöhtem Harnsäurespiegel) empfiehlt sich ein leichter Rotwein mit wenig Alkohol. Diese Weine weisen ein optimales Verhältnis von Mineralstoffen und Säuren auf, wirken alkalisierend und fördern aufgrund des Kaliumgehaltes eine ausgiebige Harnausscheidung.

Rekonvaleszenz

Die Rekonvaleszenz ist die Phase der Genesung. Der Körper ist in aller Regel noch geschwächt und leidet unter einer Vitalitätseinbuße, die nicht immer auf laborchemisch erfaßbare Mangelzustände zurückgeführt werden kann. Dies gilt für überstandene Infektionskrankheiten ebenso wie für Zustände nach Operationen oder auch nach einem komplizierten Schwangerschaftsverlauf. In dieser Zeit kann der gezielte und moderate Weingenuß eine aufbauende Ernährung – auch eine Diät – unterstützen. Dabei ist aus medizinischer Sicht der Rotwein dem Weißwein vorzuziehen. Rotwein wirkt grundsätzlich blutbildend, da das Eisen im Wein in der physiologisch verwertbaren zweiwertigen Form vorliegt. Auch das Enzym, das für die Aufnahme des blutbildenden Vitamins B_{12} im Magen verantwortlich ist, wird durch den Rotwein verstärkt angeregt. Restzustände nach Magen-Darm-Krankheiten, wie chronische Diarrhöe oder leichtere Formen der Kolitis, können mit Rotwein erfolgversprechend therapiert werden.
Die insgesamt belebende Wirkung des Weines kommt den kreislaufschwachen Rekonvaleszenten sehr entgegen und führt überhaupt zu einer Stabilisierung des Gesamtorganismus, so daß sich wieder ein subjektives Wohlbefinden einstellt.
Empfehlung: Ältere Rotweine (5 bis 10 Jahre), ein bis zwei Gläser zu jeder Mahlzeit. Steht die Kreislaufschwäche im Vordergrund, empfiehlt sich anstelle des Weins ein Glas Sekt nach dem Frühstück oder auch zu den Mahlzeiten.

Schlafstörungen

Die zunehmende Hektik unseres Alltags und der damit verbundene Streß rauben vielen Menschen ihren wohlverdienten Schlaf.

Probieren Sie einmal ein Glas Wein vor dem Schlafengehen. Wein schenkt einen sanften Schlaf, solange er vernünftig dosiert wird. Durch seine Wirkung auf das zentrale Nervensystem wirkt der Weingeist wie ein leichtes Beruhigungs-, Schlaf- und Narkosemittel. Ein geeigneter Wein setzt die Erregungsschwelle der Nerven herab und verringert ihre Aktivität. Besonders Rotwein entwickelt eine einschläfernde Wirkung. Die Reaktionen auf den Schlummertrunk werden individuell sehr verschieden sein. Zwei Tatsachen sind aber allgemein verbindlich und sollten in jedem Fall berücksichtigt werden:

Zu viel Alkohol schadet der guten Sache immer. Das muß sich nicht bereits beim Einschlafen bemerkbar machen. Zu viel Alkohol kann das Durchschlafen nachhaltig stören und macht sich am nächsten Morgen mit den bekannten Katererscheinungen bemerkbar. Beginnen Sie erst einmal mit einem Glas vor dem Schlafengehen. In der Regel werden Sie damit auskommen.

TIP

Säurebetonte, junge Weißweine sind eher Muntermacher. Wer den Wein als Schlummertrunk braucht, sollte die Finger lassen von spritzigen Rieslingen, jungen Silvanern und rassigen Grauburgundern.

Am besten eignen sich Rotweine als Schlafmittelersatz. Da ihnen erregende Bukettstoffe fehlen, sind typische Rotweine schlaffördernder als Weißweine. Durch den Vorzug, daß sie eher beruhigen als erregen, wird auch das Maßhalten erleichtert.

FAUSTREGEL

Je älter und damit gereifter der Wein, desto besser und tiefer der Schlaf.

Aber auch hier geht Probieren über Studieren. Fangen Sie mit einem Glas reifen, samtenen Spätburgunder an. In Maßen und in Ruhe und Entspanntheit vor dem Zubettgehen genossen, ist es in der Regel die beste, in jedem Fall aber die gesündeste Schlaftablette.

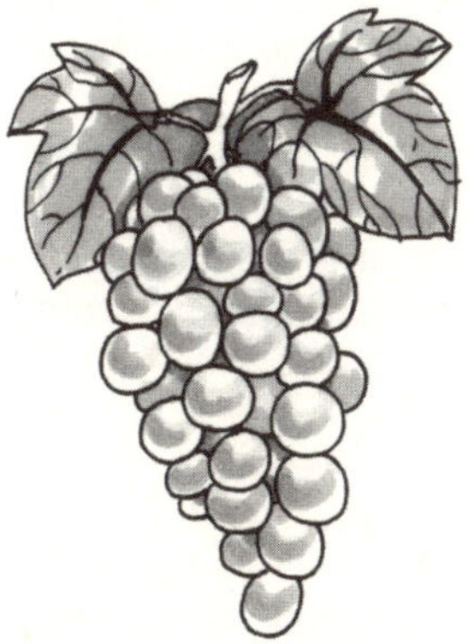

Untergewicht

Hunger und Appetit sind zwei verschiedene Erscheinungen, auch wenn diese Begriffe oft verwechselt oder gleichgesetzt werden. Das typische Hungergefühl ist der Drang und das unwiderstehliche Bedürfnis nach Nahrungsaufnahme. Hunger ist somit ein lebenserhaltendes Grundbedürfnis. Den Hunger zu stillen macht den Menschen nicht dick. Vielmehr spielt hier der raffiniertere Appetit mit hinein.

Unter Appetit versteht man den Genuß und die Freude, mit denen Essen und Trinken verbunden sind. Obwohl der Hunger gestillt ist, kann man noch Appetit haben, zum Beispiel auf ein Dessert oder einen Happen Käse.

Die Behandlung von untergewichtigen Personen ist deshalb ein besonderes therapeutisches Problem, weil diese Menschen oft schon nach wenigen Bissen ein Sättigungsgefühl verspüren und dann die Nahrungsaufnahme abbrechen. Auch fehlt ihnen der Appetit und damit die Lust am Essen, mögen sie auch sonst körperlich völlig gesund sein. Hineinstopfen nützt nichts, denn der in aller Regel geschwächte Verdauungsapparat wird mit der Nahrungsmenge völlig überlastet.

Es gibt heute Pharmaka zur Appetitsteigerung, die am Nervensystem ansetzen und gewöhnlich ausgesprochen müde machen. Man kann aber auch zum Naturheilmittel Wein greifen, wie ein Versuch der Universität Chicago nachwies.

Wein beim Essen kann gleichzeitig den Appetit steigern und den Hunger reduzieren. Der Appetit wird in erster Linie durch verstärkten Speichelfluß und eine Vermehrung der Verdauungssäfte hervorgerufen. Daran aber gerade mangelt es dem Untergewichtigen. Da Hunger und Appetit zwei verschiedene Komponenten sind, dürfte es nicht allzusehr verwundern, daß der untergewichtige Patient durch Wein eine Anregung seiner geschwächten Verdauungsdrüsen erfährt und dadurch die Nahrung besser verwerten kann.

Empfehlung: Jeweils zu den Hauptmahlzeiten ein Viertel Rotwein, zum Beispiel Limberger oder Blaufränkischer. Es kann aber auch ein trockener Weißwein getrunken werden. Achten Sie auf die Säure!

Verstopfung

Eine schlechte Darmtätigkeit kann verschiedene Gründe haben. Einer der wichtigsten ist die Schlaffheit der glatten Muskulatur der Darmwände. Der übermäßige Gebrauch von Abführmitteln, die ja die Verstopfung

eigentlich bekämpfen sollen, bewirkt nach einer gewissen Zeit das Gegenteil: Der Zustand verschlimmert sich.
Wenn der Patient aber die übliche Diät mit einem passenden Wein ergänzt, der dieser Verdauungsträgheit entgegenwirkt, dann wirkt dies für den Darm tatsächlich entlastend.
Empfehlung: Leichte, junge Weißweine, die anregend auf die Darmschleimhaut wirken und ihre Sekretion fördern.

Wein als Beruhigungsmittel

Kaum ein Getränk kann die Spannung besser lösen, die Gemütslage stabilisieren und den lebensbejahenden Gleichmut wiederherstellen als Wein. Wein, mäßig genossen, löst seelische Spannungen und mildert vorhandene Ängste. Dabei ist aber ganz deutlich von der Flucht in den Alkohol und dem unmäßigen Weinkonsum zu unterscheiden. Es geht hier eben gerade nicht darum, seine Sorgen und Ängste im Alkohol zu „ertränken“, sondern die typischen Streßsymptome mit moderatem Weingenuß zu entschärfen. Drei wichtige Auswirkungen von Streß auf das Herz-Kreislauf-System lassen sich durch einen gleichmäßigen, verantwortungsvollen Weingenuß positiv beeinflussen.

POSITIVE BEEINFLUSSUNG VON STRESS

1. Streß bewirkt eine stark beschleunigte Herztätigkeit (Tachykardie), die durch mäßigen Weingenuß deutlich verringert werden kann.
2. Streßsituationen führen zu einer Veränderung der Plasma-Lipoprotein- Zusammensetzung. Das Risiko einer koronaren Herzkrankheit wird erhöht. Ein mäßiger, aber regelmäßiger Weingenuß bewirkt hier das Gegenteil.
3. Streß führt durch die Veränderung des Calcium-Spiegels im Blut zu Bluthochdruck. Ein gleichmäßiger und moderater Weingenuß verhindert Bluthochdruck.

Wein kann also für den streßgeplagten Menschen ein natürliches Beruhigungsmittel sein, wenn er es mit Augenmaß und Verantwortungsgefühl einsetzt. Ein geeigneter Wein verursacht bei jedem Menschen eine wohltuende, leichte Beruhigung.

Wann ist die beste Zeit für ein beruhigendes Glas Wein? Wein am Spätnachmittag oder am Abend getrunken, hat die beste Wirkung auf die Psyche des Menschen. Schon allein die Gewißheit, am Ende des Tages zu stehen, die Arbeit erledigt zu haben oder zumindest vorübergehend ruhen lassen zu können, signalisiert dem Körper Entspannung, die durch den natürlichen Rhythmus von Aktivität und Ruhephasen noch verstärkt wird. Die beruhigende Wirkung des Weines hängt ab von der Einstellung, mit der man ihn trinkt. Der wohltuende Einfluß von Farbe, Geruch und Geschmack auf alle Sinnesorgane und die Erwartung, daß sich Ruhe und Erholung einstellen, machen den Wein zu einem entspannungsfördernden Getränk.

Morgendlicher Weingenuß, etwa zu einem Frühschoppen, hat dagegen eher eine anregende Wirkung. Bei den meisten Menschen verlaufen am Morgen, wenn sie ausgeruht sind, alle Lebenserscheinungen lebhafter. Infolge einer Anhäufung von

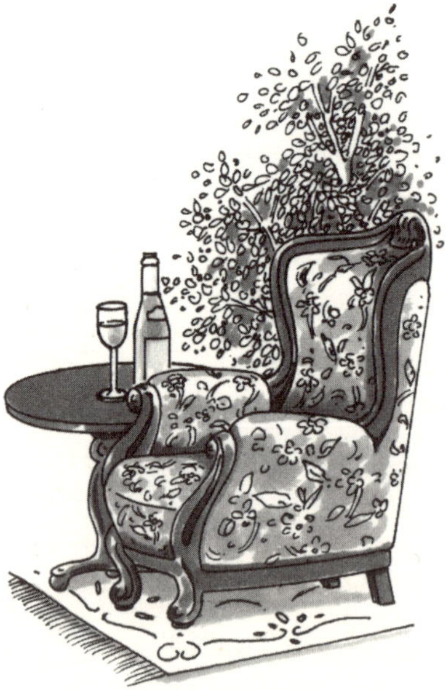

Stoffwechselprodukten tritt in der Mittagszeit eine Müdigkeit ein. Danach steigt die Leistungskurve wieder bis etwa 18 Uhr, ehe die abendliche Müdigkeit eintritt, ein geringes Nachlassen aller Impulse des somatischen Nervensystems.
Wenn man nun am Morgen oder am Mittag Wein trinkt, so wirkt er auf die Nebennierenrinde und damit auch auf die anderen Drüsen der inneren Sekretion anregend; diese werden zu einer Zeit zur vermehrten Arbeit veranlaßt, in der sie noch voll tätig beziehungsweise teilweise erschöpft sind. Dadurch setzt eine vorzeitige Ermüdung am Nachmittag ein.

Äußere Anwendung von Wein

Die lokale Entzündungshemmung durch Wein war den Ärzten schon im Altertum bekannt. Die heilende Wirkung von Wein bei offenen Wunden wird in der Bibel in dem Gleichnis vom barmherzigen Samariter erwähnt. Auch wurde Rotwein im Altertum zur Befeuchtung von Verbänden der verwundeten Gladiatoren und Soldaten benutzt. Bei der rituellen Beschneidung bei Männern wurden weingetränkte Tücher benutzt. Besonders für den Rotwein mit seinem hohen Gerbstoffgehalt wurde wissenschaftlich nachgewiesen, daß er adstringierend, blutstillend, bakterientötend und bakterienhemmend wirken kann. Zudem zeigen mit Wein gereinigte Wunden eine positive Vernarbung. Daneben regt die lokale Anwendung von Wein die Produktion der Hormone von Nebennierenrinde und Schilddrüse an, welche die Wundheilung ebenfalls positiv beeinflussen.
Einen weiteren wichtigen Faktor stellt der Gehalt an Calcium-, Magnesium- und Silizium-Salzen dar. Diese sind ebenfalls zur äußerlichen Behandlung von Wunden und Verbrennungen anerkannt.

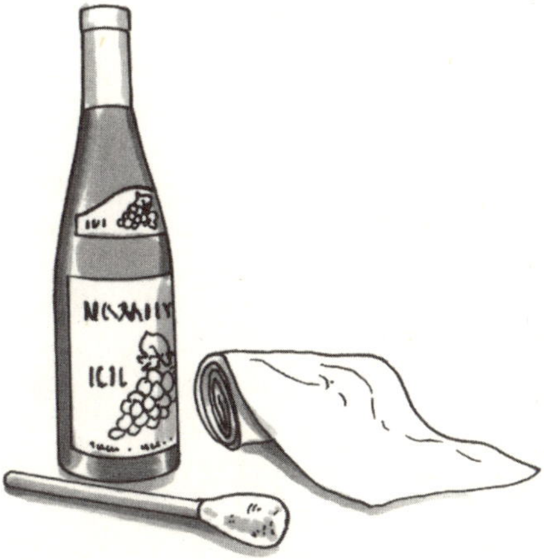

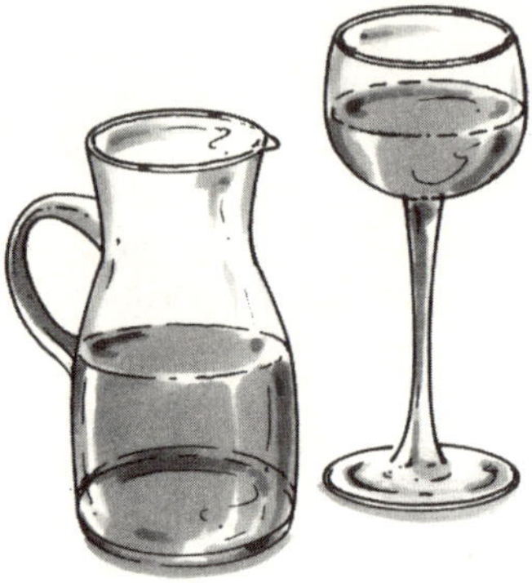

Mehr Lebensqualität mit Wein

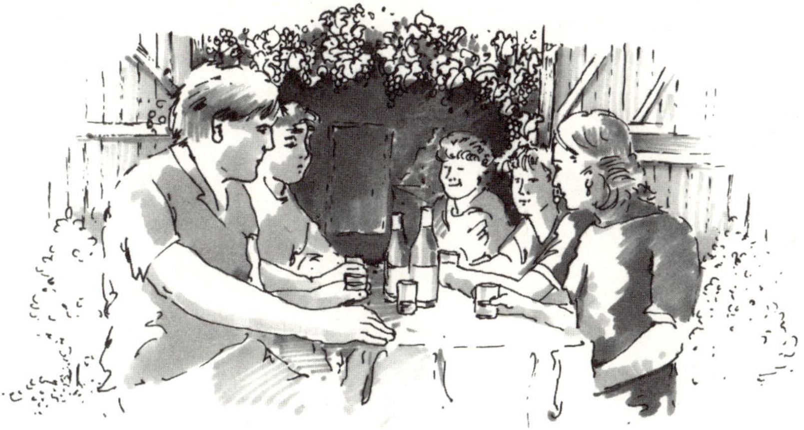

In einer Pilotstudie „Befindlichkeit nach Weinkonsum", die von der Medizinischen Psychologie der Ludwig-Maximilians-Universität München durchgeführt wurde, sollte im natürlichen Umfeld untersucht werden, ob ein moderater Weingenuß zu objektiv meßbaren Veränderungen der Stimmung der Testpersonen führt. Auch sollte erfaßt werden, wie bestimmte Faktoren, zum Beispiel Geschlecht oder Trinkgewohnheiten, das Ausmaß der Veränderung beeinflussen.
Zu diesem Zweck wurden 97 Versuchspersonen beiderlei Geschlechts im Alter von 25 bis 60 Jahren in drei Gruppen aufgeteilt mit der Aufgabe, innerhalb

eines gegebenen Zeitraums eine Speisefolge und dazu entweder ein Viertel, zwei Viertel oder drei Viertel Weißwein zu trinken. Es erwies sich als zeitlich und organisatorisch machbar, bei Versuchspersonen vor und nach der geselligen Runde Daten zu erheben, ohne durch die Befragung dieses Umfeld allzusehr zu belasten.

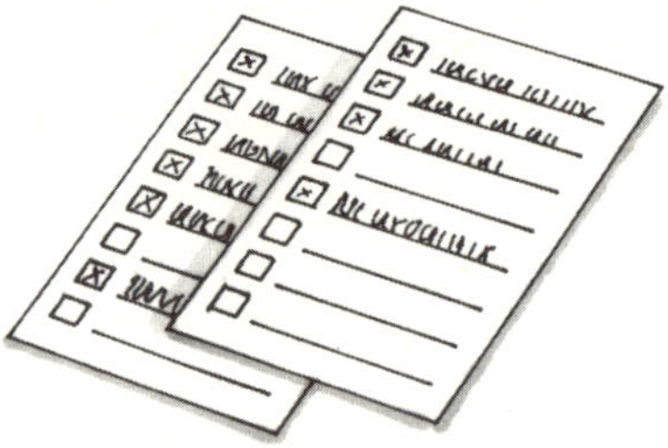

Als Meßinstrumente wurden bekannte Fragebögen aus der medizinischen Psychologie und der Lebensqualitätsforschung herangezogen, womit insbesondere Lebensqualität und Befindlichkeit bestimmt wurden.

Alle Fragebögen erwiesen sich als geeignet, eine individuelle Änderung des momentanen Wohlbefindens zu registrieren. In allen drei Gruppen konnte eine erhebliche Verbesserung der Befindlichkeit beobachtet werden.

Ein ebenfalls signifikanter Anstieg der Lebensqualität bestätigt somit die Hypothese, daß Weingenuß in Gesellschaft zu einer wesentlichen Stimmungsverbesserung führt. Dieses von den meisten Menschen subjektiv empfundene Phänomen ließ sich somit wissenschaftlich bestätigen. Die Befindlichkeit verbesserte sich um so stärker, je schlechter sie am Anfang war. Wichtig ist auch festzustellen, daß die Verbesserung der Befindlichkeit unabhängig zu sein scheint vom Alter, vom Geschlecht oder dem wöchentlichen Bier- oder Weinkonsum.

Nach der geselligen Weinrunde schätzten die Versuchspersonen ihren aktuellen Gesundheitszustand und den der vergangenen Woche günstiger ein.

Die Pilotstudie hat gezeigt, daß sich durch Weingenuß in Gesellschaft das Wohlbefinden deutlich verbessert. Teilnehmer mit relativ schlechter Ausgangsbefindlichkeit erlebten eine stärkere Verbesserung des Wohlbefindes als solche, die eingangs eine bessere Befindlichkeit aufwiesen. Für das gemeinsame Erleben bedeutet dies, daß sich die Befindlichkeit der Versuchspersonen auf einem insgesamt höheren Niveau einpendelte.

TIP

Moderater Weingenuß in Gesellschaft erfüllt eine nicht zu unterschätzende soziale Komponente. Er integriert Personen in ein entspanntes und positiv motiviertes Umfeld, und dies um so stärker, je weniger motiviert und entspannt diese Personen anfangs sind.

Die Schroth-Kur

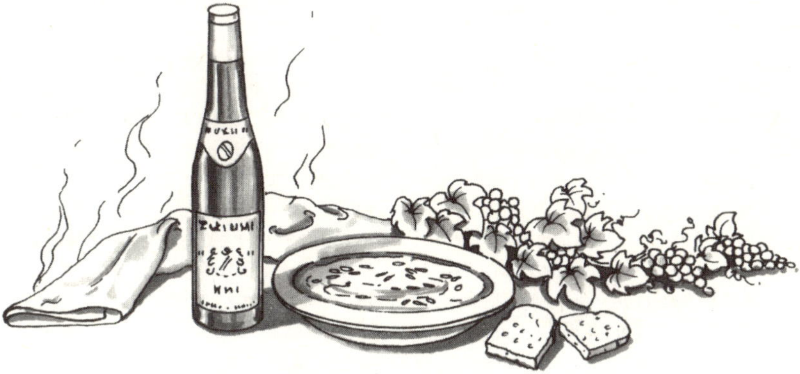

Die Schroth-Kur ist die älteste Heilfastenkur – eine Spezialkur zur Entgiftung, Entschlackung und bei Übergewicht. Die Kur baut sich in drei Elementen auf, die sich gegenseitig unterstützen:

- Die abwechslungsreichen Fastenspeisen
- Der Schroth'sche Dunstwickel
- Der Wechsel von Trocken- und Trinktagen

Der dritte Teil ist der wichtigste und wohl typischste für die Schroth-Kur-Methode überhaupt. Es ist nämlich der Wein, der in hervorragender Weise den Charakter der Schroth-Kur bestimmt und die Heilwirkung unterstützt.

Die Schonung des Organismus durch eine kalorienarme Kost sowie die starke Ausleitung über die Haut mittels Schwitzpackungen wird in der Schroth-Kur gezielt unterstützt durch die entgiftende Wirkung des Weines. Durch eine gezielte Flüssigkeitszufuhr, die maßgeblich aus Wein besteht, werden die gelockerten und gelösten Schlacken zur Ausscheidung gebracht. Der Körper gleicht dabei einem schmutzigen Schwamm, der so lange durchgeschwemmt und wieder ausgepreßt wird, bis er vollkommen rein und sauber ist. An den sogenannten Trockentagen erhält der Organismus wenig Flüssigkeit. Diese Dursttage sind enorm wichtig, weil ansonsten die Ausscheidungen fehlen, die letzten Endes den Kurerfolg bringen. An den Trinktagen ist es erlaubt, soviel zu trinken wie man will, und zwar Wein. Empfohlen wird sehr trockener Wein.

Das Therapeutikum Wein entwickelt unter diesen Kurbedingungen seine besten Eigenschaften, und die positive Wirkung auf Blutdruck, Blutfette (Cholesterin und Triglyceride), Harnsäure, aber auch auf pathologisch erhöhte Leberwerte sind labortechnisch dokumentierbar. Der Wein hat in der Schroth-Kur auch deswegen eine so große Bedeutung, weil er die Ausscheidung über die Nieren anregt, den Körper mit wichtigen Aufbaustoffen versorgt und dazu noch über leichte seelische Krisen, den Kurkoller, hinweghilft.

Während der Schroth-Kur ist also Wein ein Medikament. Die Ärzte, die sich mit der Schroth-Kur befassen, sind sich der Verantwortung bewußt, die die Verordnung von Wein mit sich bringt.

Im Gegensatz zu den reinen Fastenkuren oder Null-Diäten ist die Schroth-Kur eine relativ abwechslungsreiche Kur, in der Hungern, Dürsten und Schwitzen durch die Kurspeisen und den Wein in angenehmer Art und Weise unterbrochen wurden.

Wenn Sie an einer Schroth-Kur interessiert sind, fragen Sie Ihren Arzt, denn nur die ärztliche Aufsicht und die richtige Dosierung der Heilmittel garantieren einen Kurerfolg.

Indikationsfelder

Beschwerden und Krankheiten, die mit Hilfe der Schroth-Kur unter ärztlicher Aufsicht erfolgreich behandelt werden können

- Rheuma, insbesondere Gelenk-, Muskel- und Knochenerkrankungen
- Chronischer Gelenk- und Muskelrheumatismus
- Arthrosen der Knie- und Hüftgelenke
- Kreuzschmerzen
- Bandscheibenschäden
- Ischiasbeschwerden
- Herz- und Kreislauferkrankungen
- Hoher und niedriger Blutdruck
- Arteriosklerose
- Beginnende Arterienverkalkung
- Angina pectoris
- Venenentzündung, Krampfadern
- Schwindelzustände
- Zirkulationsstörungen
- Erkrankungen der Verdauungsorgane
- Hautkrankheiten
- Chronische trockene und nässende Ekzeme
- Akne, Furunkulose
- Allergische Hauterkrankungen
- Allergien
- Augenkrankheiten
- Erkrankungen des Nervensystems (exogene Depressionen, Ein- und Durchschlafstörungen))
- Migräne und allgemeine Kopfschmerzen
- Krankheiten der Atmungsorgane
- Chronische Bronchitis, Asthma
- Ohrenkrankheiten
- Nieren- und Blasenkrankheiten
- Regeneration der Fettleber
- Frauenkrankheiten

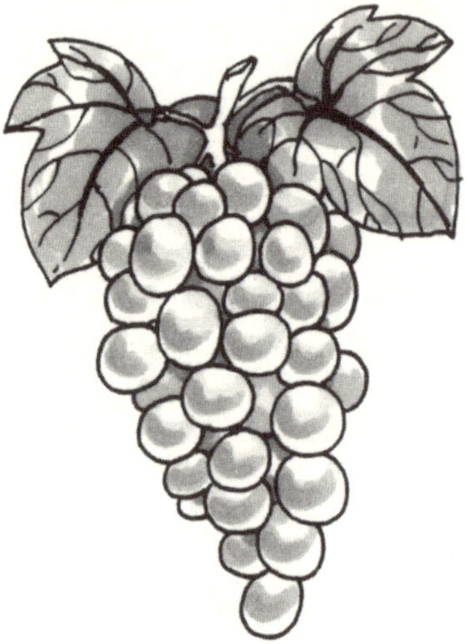

Alkoholfreier Wein

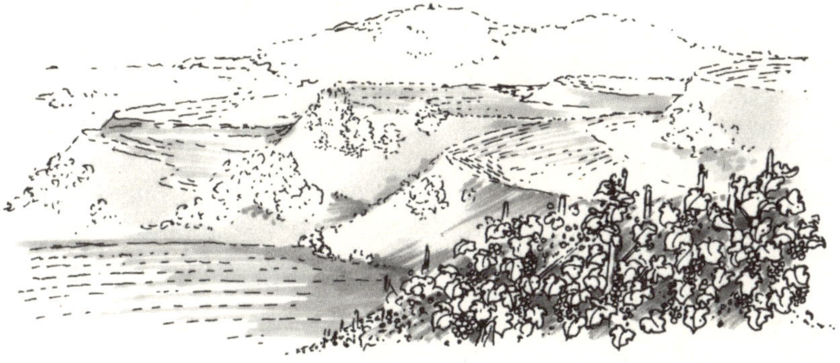

Es gibt viele Situationen, in denen man lieber die Finger von alkoholischen Getränken läßt. Autofahrer sollten schon aus Verantwortung sich selbst und ihren Partnern im Straßenverkehr gegenüber ganz auf alkoholische Getränke verzichten. Auch das berühmte „eine Gläschen“ kann schon zuviel sein. Wer aber gerne Wein trinkt, aus persönlichen oder therapeutischen Gründen allerdings auf Alkohol verzichten muß, für den gibt es eine alkoholfreie Weinalternative. Hergestellt wird dieser entalkoholisierte Wein nach der Carl-Jung-Methode, die eine Entalkoholisierung bei einer Temperatur von deutlich unter 30 °C ermöglicht. Da diese Temperaturen nicht über den möglichen Gärtemperaturen liegen, ist eine Wärmeschädigung völlig ausgeschlossen. Durch Vakuumextraktion wird dem Wein der Alkohol auf besonders schonende Weise entzogen. Die Aromastoffe werden dabei gesondert aufgefangen und dem entalkoholisierten Wein wieder zugeführt. Die Süße, die mit dem Alkohol verloren geht, wird später als Zucker oder Traubensaft wieder zugeführt. Künstliche Aromastoffe werden dabei nicht eingesetzt. Geschmack, Aroma, Mineralstoffe und Charakter des Weines bleiben also bestens erhalten.

Bereits 1908 erhielt Dr. Carl Jung aus Rüdesheim, der Erfinder des alkoholfreien Weines, das erste Patent für sein schonendes Verfahren zur Entalkoholisierung zugesprochen. Diese spezielle Entalkoholisierung garantiert die hohe Qualität der behandelten Weine, die man an ihrem fruchtigen, feinherben Geschmack erkennt. Der Restalkoholgehalt der entalkoholisierten Weine liegt mit maximal 0,3 Prozent deutlich unter der vom Gesetzgeber vorgeschriebenen Grenze. Zum Vergleich: Fruchtsäfte, Kefir, ja sogar Roggenbrot enthalten oft mehr Alkohol. Durch den Entzug des Alkohols reduzieren sich natürlich auch die Kalorien. So enthalten alle entalkoholisierten Weine, die nach der Carl-Jung-Methode behandelt wurden, nur noch ein Drittel der Kalorien eines alkoholischen Weines.

Eine Gefährdung alkoholkranker Menschen durch den alkoholfreien Weingenuß scheint ausgeschlossen. Um die Alkoholmenge eines Glases „echten“ Weins aufzunehmen, müßte man mindestens 50 Gläser entalkoholisierten Wein mit 0,2 Prozent Restalkohol trinken. Und zwar in einer vergleichbaren Zeit zur Aufnahme alkoholhaltigen Weins. Dennoch sollte man im Einzelfall die Entscheidung dem behandelnden Arzt überlassen.

Das gilt auch für die Frage, ob der entalkoholisierte Wein für Diabetiker geeignet erscheint. Ganz sicher für Diabetiker geeignet sind die trockenen entalkoholisierten Weine, die in der Regel nur 20 bis 25 Kalorien pro Liter aufweisen. Aber auch hier sollte im Einzelfall mit dem behandelnden Arzt gesprochen werden.

Der Weineinkauf

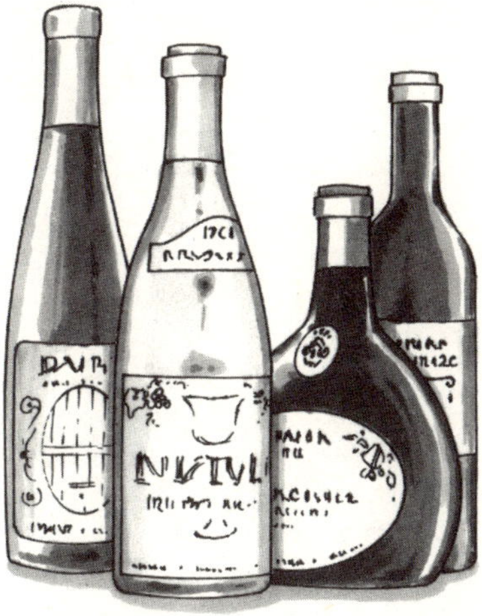

Qualität beim Wein ist nicht leicht zu beurteilen. Deshalb wird der qualitätsbewußte Weinkäufer solche Lieferanten bevorzugen, von denen er weiß, daß sie sich für Qualität verbürgen.
Zwar gibt es Wein noch nicht in Apotheken und Reformhäusern, dennoch sollte man beim Weineinkauf auf eine gute Beratung achten. Der schnelle Griff ins Regal des Supermarktes kann Ihnen unter Umständen einen Wein servieren, der weder geschmacklich noch von seiner Bekömmlichkeit Ihren individuellen Anforderungen entspricht. Fachgerecht beraten wird man in den Weinabteilungen der Kauf-

häuser und natürlich den Weinfachgeschäften oder Vinotheken. Nutzen Sie diesen Beratungsservice und lassen Sie sich Zeit mit Ihrer Entscheidung.

TIP

Am besten ist man bei einem Winzer aufgehoben. Der kennt seine Weine genauestens und findet in seiner Angebotspalette sicherlich den richtigen Wein für den richtigen Anlaß.

Die rund 20000 Weingüter und Winzergenossenschaften im deutschsprachigen Raum, die selbst in Flaschen abfüllen, verkaufen ihre Erzeugnisse zumeist auch direkt an den Endverbraucher. Immer mehr Weinliebhaber nutzen ihre Wochenenden und Ferienreisen dazu, Weinlandschaften, Winzer und Weingüter zu besuchen und so den Wein und sein Anbaugebiet kennenzulernen. Ein größeres Angebot als der Einzelbetrieb können meist die Winzergenossenschaften vorweisen, denn ihr Einzugsgebiet ist umfangreicher. Schrecken Sie nicht vor der Bezeichnung „Genossenschaft" und dem oft sehr sachlichen Äußeren der Betriebe zurück. Es sind hocheffiziente Gemeinschaftskellereien, entstanden aus der „Vernunftehe" vieler kleiner Winzer, die hervorragende Weine anbieten.
In jedem Fall sollte man aber den Wein vorher probieren und ihn mit anderen Weinen vergleichen. Denn nicht jeder Jahrgang schmeckt gleich, und was Sie letztes Jahr noch vollends begeisterte, kann in diesem Jahr ganz anders schmecken. Der Winzer wird Sie aber fachkundig beraten und Ihnen helfen, Ihren persönlichen Weingeschmack herauszufinden. Auch hier gilt der Hinweis: Lesen Sie das Etikett und fragen Sie Ihren Winzer oder Weinhändler.

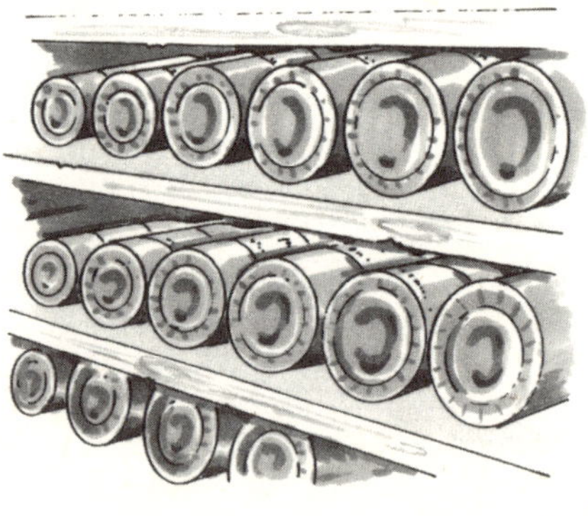

Wichtige Adressen

Bei den aufgelisteten Adressen können Sie zusätzliche Informationen zum Thema Wein und Gesundheit erhalten. Wer sich regelmäßig über den aktuellen Stand der Forschung auf diesem Gebiet informieren möchte, der kann auch bei der entsprechenden Gesellschaft Mitglied werden und mit seinem Beitrag deren Arbeit unterstützen.

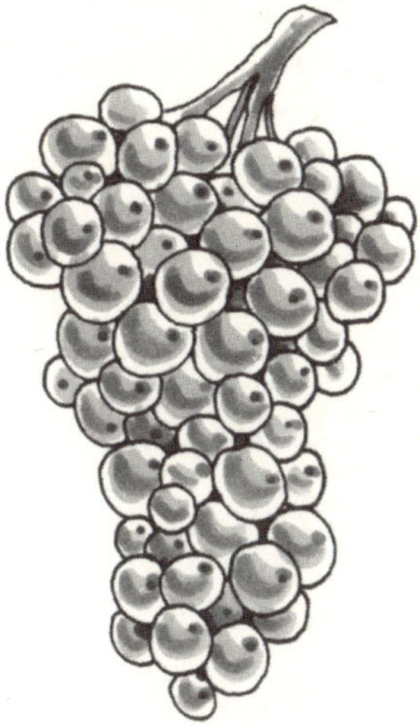

Deutsche Weinakademie GmbH
Gutenbergplatz 3–5
55116 Mainz
Tel. 0 61 31–2 82 90
Fax: 0 61 31–28 29 20

Die Arbeit der Deutschen Weinakademie bündelt Initiativen zu Wein, Gesellschaft und Lebensqualität von Wissenschaftlern, nationalen und internationalen Einrichtungen, Verbänden und dem Deutschen Weinfonds sowie dem Deutschen Weininstitut. Sie präsentiert Fakten sowie aktuelle Entwicklungen und Forschungsergebnisse.
Die Deutsche Weinakademie fördert den bewußten Umgang mit Wein als gesundheitsdienlichem Genußmittel und distanziert sich von jedem mißbräuchlichen Konsum. Sie arbeitet auf, was an fachlich qualifizierten Beiträgen zum Thema wissenschaftlich entstanden ist und macht aktuelle Ergebnisse aus Forschungsprojekten unterschiedlicher Disziplinen zugänglich.
Um die Entwicklung und geeignete Initiativen voranzutreiben, arbeitet man mit nationalen und internationalen Organisationen und fachbezogenen Einrichtungen zusammen. Weltweit werden wissenschaftliche Daten eingeholt und ausgewertet und in einer Datenbank zur weiteren Verwendung aufgearbeitet. Eigene medizinische und ernährungswissenschaftliche Studien werden durch die Deutsche Weinakademie entsprechend den Empfehlungen des wissenschaftlichen Fachbeirats geplant, koordiniert und

finanziell gefördert. Vermittelt werden die aktuellen Erkenntnisse zum Thema Wein und Gesundheit durch Vortragsreihen für Ärzte und eine qualifizierte Fachöffentlichkeit sowie durch öffentliche Informationsveranstaltungen.

Forum Wein & Gesundheit e. V.
Ringstraße 29
55595 Hargesheim
Tel. 06 71–3 39 56

Das Forum Wein & Gesundheit versteht sich als eine Anlaufstelle für alle, die am Thema Wein und Gesundheit interessiert sind. Die Gründer dieses Vereins sind Mediziner, Wissenschaftler, Politiker, Weinfachleute, Wirtschaftsexperten, Gastronomen und Publizisten. Der Verein knüpft an die Erfahrungen älterer Generationen an und führt mit Unterstützung von Wissenschaftlern selbst Studien durch. Die Daten sollen belegen, warum moderater und regelmäßiger Weingenuß Körper und Geist belebt und warum er bestimmten Erkrankungen vorbeugt und sogar als Heilmittel eingesetzt werden kann. Veröffentlicht werden die Ergebnisse in einer regelmäßig erscheinenden Mitgliederzeitschrift und durch Veranstaltungen und Vorträge.

Internationale Gesellschaft für Homotoxikologie und Anti-Homotoxische Therapie e. V.
Postfach 504
76483 Baden-Baden
Tel. 0 72 21–6 32 59
0 72 21–6 32 52

Die Internationale Gesellschaft für Homotoxikologie (Präsident Dr. Franz-Anselm Graf von Ingelheim) vertritt biologische Heilverfahren, die ein Bindeglied zwischen der klassischen Homöopathie und der Schulmedizin darstellen.
Diese Gesellschaft untersucht die für Menschen giftigen Stoffe (Homotoxine) und forscht nach Möglichkeiten, den menschlichen Organismus von diesen Giftstoffen zu befreien und die entstandenen Giftschäden auszugleichen. Als Mitglied weiterer Organisationen, wie zum Beispiel des Zentralverbands der Ärzte für Naturheilverfahren, der Hufelandgesellschaft für Gesamtmedizin und des European Council of Doctors for Plurality in Medicine setzt sich die Gesellschaft außerdem für den Erhalt einer pluralistischen Medizin ein. Die Internationale Gesellschaft für Homotoxikologie und Anti-Homotoxische Therapie berät Ärzte und Patienten in biologischen Therapiekonzepten.

Interessengemeinschaft
Homotoxikologie und Gesundheit e. V. (IHG)
Bahnackerstr. 16
76532 Baden-Baden
Tel. 0 72 21–6 32 59

Diese Gesellschaft (Präsident Dr. med. G. Reiß) stellt das Pendant für Laien zur oben genannten Internationalen Gesellschaft für Homotoxikologie und Anti-Homotoxische Therapie e. V. dar.

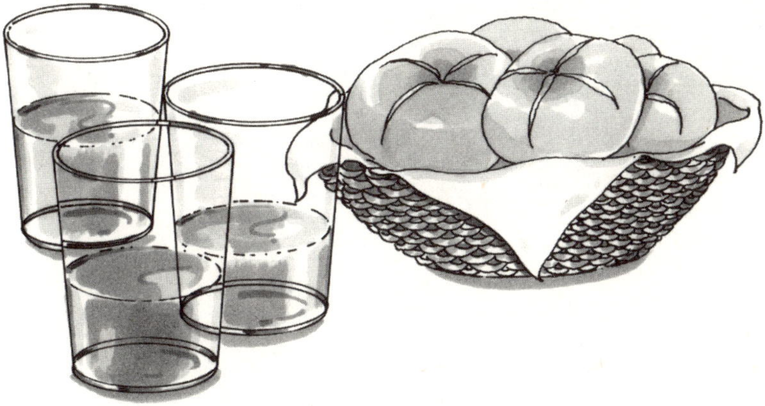

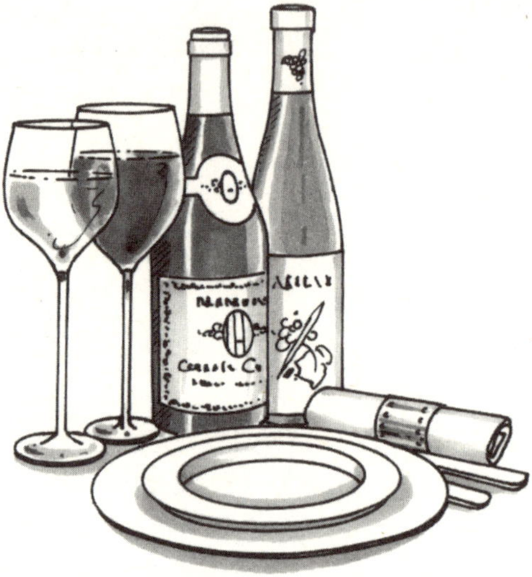

Nachwort

In vino vita!

So oft ich daran – wie auch immer – erinnert werde, bin ich berührt, enttäuscht, erzürnt! Bis zu dem Zeitpunkt, zu welchem die Menschen noch nicht „aufgeklärt“ waren, gab es überhaupt keine Probleme mit der Erfahrung, daß Wein nicht nur ein Stück Tradition, Kultur unserer Heimat darstellt, sondern darüber hinaus obligatorischer Bestandteil religiösen Kults, weltlicher Festlichkeiten und – noch wichtiger im Einzelfall – als unverzichtbares Medikament gegen viele Krankheiten einsetzbar ist. Fakt war damals, daß Wein innerlich bei Herzkrankheiten, Kachexie, Durchblutungsstörungen, Anämie, Stoffwechselschwäche und Magen-Darm-Infektionen, äußerlich bei der Wundreinigung und Wundheilung förderlich ist, wie seit dem Altertum immer wieder von Künstlern festgehalten. Selbst gegen Depressionen, Vereinsamung, zur Erhöhung von Kreativität, Phantasie und Glücksempfinden wurde Wein ganz selbstverständlich verwendet. Die Zeiten sind vorbei! Wohl für immer!?
Seit der Aufklärung wurde das wissenschaftliche Interesse weniger auf die tatsächlichen Auswirkungen von Weingenuß auf die zahlreichen Mitbürger der eigenen Umgebung gerichtet, sondern es interessierten mehr die potentiellen Auswirkungen, die Einzelbestandteile (Alkohol) hochkonzentriert ausrichten konnten. Dieses wurde mit Tierexperimenten erprobt. Als menschliches Anschauungsmaterial dienten Alkoholkranke (weniger vom Wein, viel mehr von Schnaps und Bier) und Suchtabhängige, welche aus Krankheitsgründen meist in desolatem, heruntergekommenem, verwahrlostem und abgezehrtem Zustand in entsprechende Anstalten zur Therapie kamen. Ist es wirklich so verwunderlich, daß diese armen, bedauernswerten Kreaturen pathologische Leberwerte bis zur Zirrhose und Gehirnatrophien zeigten?
Leider (!) ist Prof. Kliewe, ein exzellenter Weinkenner in Theorie und Praxis, mit seiner These „Wein, in mäßigen Mengen regelmäßig getrunken, ist gesund“ lange Zeit einsamer Rufer in der Wüste geblieben. Sein 1962 erschienenes Standardwerk „Wein und Gesundheit“ hat nur wenige Menschen, hierunter besonders praktizierende Ärzte und theoretisierende Mediziner in den Bann gezogen. In den USA (Kalifornien) und im Süden Frankreichs

war die Wissenschaft diesbezüglich praxisnäher, weiter als bei uns. Dort gab es schon einige experimentelle und vor allem epidemiologische Studien, die ergaben, daß mäßiger, regelmäßiger Weingenuß (insbesondere Rotwein, wen wundert's?) durchaus hemmende Funktionen auf die Entwicklung bestimmter Krankheiten auszuüben vermag, vor allem zu einer Reduktion von koronaren Ereignissen um bis zu 50 Prozent führt.
So lag in der Luft, daß auch in Deutschland Studien über die Folgen von mäßig genossenem Wein initiiert wurden, aber noch immer war es kaum möglich, öffentlich über die positiven Weinwirkungen zu reden. Vielleicht stellt mein Buch „Wein, Genuß und Gesundheit" (1994) eine gewisse Wende dar, geschrieben aus wissenschaftlicher Neugier, praktisch positiver Erfahrung im Umgang mit Wein und angeregt durch viele Patienten, die immer wieder die gleiche Frage stellten, ob sie nun – nach ihrem Herzinfarkt – neben Nikotin, Kaffee, auch noch auf ein Gläschen Wein abends zum Essen verzichten müßten. Nein, sie müssen nicht ...! Inzwischen gibt es aus vielen Ländern Hinweise auf den protektiven Charakter und den therapeutischen Nutzen von Wein. Ich habe in meinem Buch – mit Unterstützung von Prof. Dr. Kreiskott und der Deutschen Weinakademie – die Weltliteratur zur Auswirkung von mäßigem Weinkonsum auf die einzelnen Organsysteme zusammengetragen und ausgewertet. Nirgendwo ergaben sich Hinweise, daß der moderate Konsum, möglichst zum Essen und in Gesellschaft, schädlich ist. Alle anderen Aussagen sind am besten zu vergessen! Aber zu betonen ist der *moderate* Konsum, der zwar individuell zu sehen ist, d.h. bei einem Menschen etwas höher als der unten angegebene Wert, bei vielen Menschen aber auch niedriger liegen kann. Im Durchschnitt liegen die Werte für Frauen bei 20 g Weinalkohol, für Männer bei 30 g täglich, d.h. 1 bis 1,5 bzw. 1,5 bis 2,5 Gläser (à 0,2 l). Durch große Anstrengungen der betroffenen Verbände, aber auch durch Vorträge und einige neuere Bucherscheinungen zum Thema wird nun zumindest wieder über jahrtausendealte Erfahrungen ernsthaft diskutiert. Wie ich bei vielen Vorträgen erfahre, interessieren sich immer mehr Ärzte für das Thema (Vielleicht waren sie ja für sich selbst schon immer der Meinung? Jetzt dürfen sie diese Sichtweise auch offiziell abgesegnet ihren Patienten weitergeben ...). In mehr und mehr Kliniken, Altenwohnstiften und Reha-Einrichtungen erlauben die behandelnden Ärzte ein „Gläschen" zum

Abendessen, solange keine Kontraindikationen dagegen sprechen. Eine großangelegte Studie in Mainz soll die Frage klären, ob sich kardioprotektive Auswirkungen durch mäßigen, regelmäßigen Konsum zum Abendessen auch für deutsche Weine, die bisher nicht konkret untersucht worden sind, nachweisen lassen. Dieses läßt sich an bestimmten Veränderungen im Blut, die sich auf die Entwicklung der koronaren Herzkrankheit auswirken, ablesen. Vor allem soll geklärt werden, ob sich Unterschiede hinsichtlich der Effektivität von Rotwein gegenüber Weißwein ergeben. Ergebnisse liegen noch keine vor, die Weinkenner und vor allem -freunde werden dennoch gerne das Ergebnis auf eigene Verantwortung vorwegnehmen. Eine Studie zur Auswirkung des mäßig genossenen Weines auf einer geriatrischen Abteilung eines Krankenhauses ist in Vorbereitung; auch von ihr werden weitere wichtige Hinweise zur Mobilisierbarkeit schwer geschädigter Menschen erhofft. Aber auch die niedergelassenen Ärzte, wie beispielsweise Dr. med. Graf von Ingelheim, mir seit langem als seriöser, beliebter, der Naturheilkunde positiv zugewandter Kollege bekannt, bekennen sich zum mäßigen, regelmäßigen Genuß von Wein, dies aus eigener Erfahrung und langjähriger Beobachtung ihrer großen Klientel.

Ich freue mich über das gelungene Werk und wünsche ihm weite Verbreitung sowie den Autoren und allen Lesern die Möglichkeit zur Umsetzung und damit ein langes Leben in Gesundheit! „Wein – die Milch des Alters", die im Altertum entwickelte Erfahrung ist auch heute noch gültig und mit zunehmenden Lebensjahren immer besser nachvollziehbar!

Univ.-Prof. Dr. med. K. Jung
Abteilung Sportmedizin
des Fachbereichs Sport
der Johannes Gutenberg-Universität
55099 Mainz

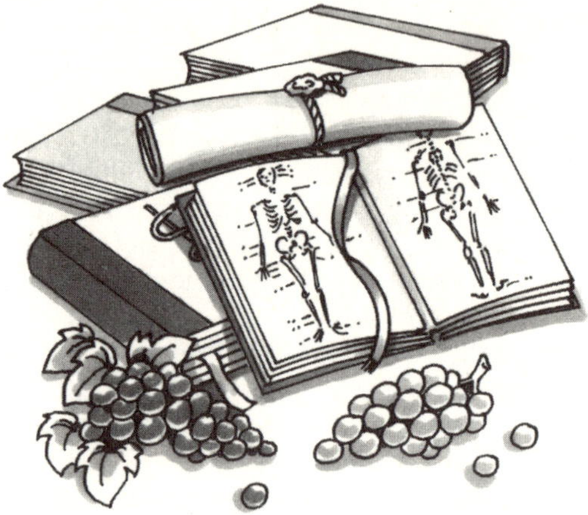

Literaturverzeichnis

aktuell
Informationen zum Thema Wein & Gesundheit aus Wissenschaft und Praxis, Forum Wein & Gesundheit

Alles über Wein
Zeitschrift für Weinkultur, Reisen, Gastronomie
Woschek Verlag, Mainz
1995–1996

Hans Ambrosi/Ingo Swoboda
Wein richtig genießen lernen
Falken Verlag, Niedernhausen
1995

Ambrosi, Dettweiler, Rühl, Schmid, Schumann
Farbatlas Rebsorten
Ulmer Verlag, Stuttgart
1994

Norbert Becker/Herbert Güss
Der Wein – Lebensfreude und Gesundheit
Kehrer Verlag KG, Freiburg i. Br.
1989

Prof. Dr. Gustav G. Belz, Priv.-Doz. Dr. med. habil. Gerhard K. Wolf
Einfluß einer regelmäßigen moderaten Aufnahme von Weißwein auf den Elastizitätszustand der Hauptschlagader des Menschen, Pilotstudie

British Medical Journal,
Vol. 311, Nr. 7021, 1995

Der Deutsche Weinbau,
Nr. 7, 1996

Der Schoppen – Heilmittel oder Droge
Neue Apotheken Illustrierte, 9/1989

Deutsche Weinakademie
Wein und Gesundheit
Deutsche Weinakademie, Mainz

Dieter Gekle
Der Wein in der Heilkunde
Weinbruderschaft Franken e. V.
1992

Beate und Helmut Heseker
Nährstoffe in Lebensmitteln
Umschau Verlag, Frankfurt am Main 1993

Klaus Jung
Wein – Genuß & Gesundheit. Eine Darstellung aus ärztlicher Sicht
Woschek Verlag, Mainz 1994

Prof. Dr. H. Kliewe
Wein und Gesundheit
D. Meininger GmbH,
Neustadt/Weinstraße 1981

Manfred Köhnlechner
Die Heilkräfte des Weins
F. A. Herbig, München 1995

Horst Kreiskott
Gesundheit mit Wein
Emil Sommer Verlag, Grünstadt 1991

Horst Kreiskott
Der Wein – Eine Arznei von der Antike bis zur Gegenwart
Gesellschaft für Geschichte des Weines e.V.

Elmar M. Lorey
Wein-Apotheke
Edition Werkstatt in der Fischergasse, Walluf 1993

Dr. E. A. Maury
Gesund mit Wein
Benteli-Werd Verlags AG, Wabern-Bern 1977

Mitgliederzeitung
Forum Wein & Gesundheit
Hargesheim 1995

Dr. Rudolf Nickenig
„Täglich zwei Gläser Wein",
Der Deutsche Weinbau,
19/1994

Dr. Heinz von Opel
Das Deutsche Weinmagazin
Sonderdruck

Dr. Heinz von Opel
Gesund mit Wein
Woschek Verlag, Mainz 1990

Dr. Heinz von Opel
25 Chancen für den deutschen Winzer
Fachverlag Dr. Fraund GmbH, Mainz 1993

Dr. med. Dietrich Parade
Wein und Gesundheit
Referat anläßlich des 2. Konventstages des Rheingauer Weinkonvents am 22. 7. 1989

Dr. P. M. Suter et. al.
Abteilung für Innere Medizin
Medizinische Poliklinik
Universitätsspital Zürich
Verdauungskrankheiten,
13. Jg. Nr. 3, 1996

Wine Institute
New Flash
Nov. 1996, Vol. 2, No. 12

Richard Woller
Der Wein und unsere Gesundheit
Gewa-Druck, Bingen 1992

Verschiedene Artikel aus der *Medical Tribune* und der *Frankfurter Allgemeinen Zeitung* 1995–1996

Register

Getränke

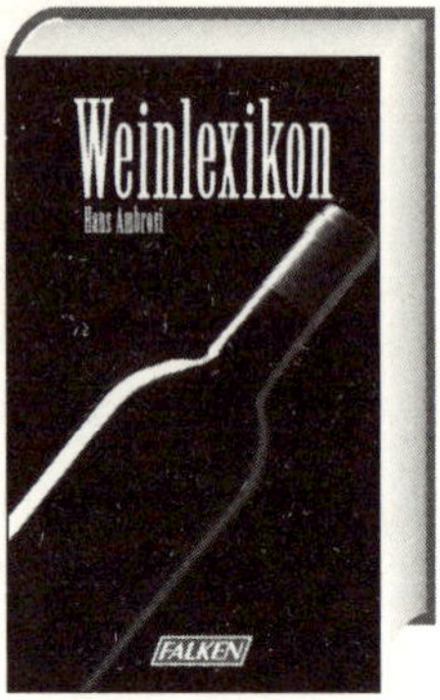

Weinlexikon
Von Dr. H. Ambrosi, 384 S.,
ca. 250 Farbfotos und Abbildungen,
gebunden
ISBN: 3-8068-**4942**-0
Preis: DM 39,90

Alles über den Wein in mehr als 1.500 Stichworten und rund 250 Abbildungen: Anbau und Lagen, Herstellung und Lagerung, Weinbauländer und Rebsorten und vieles mehr. Fachbegriffe werden erklärt, Weine zum Essen empfohlen, Weinproben geschildert.

Was Weinfreunde wissen wollen
Von H.-G. Dörr, Prof. Dr. K. Röder,
F. John, 224 S., gebunden
ISBN: 3-8068-**7342**-9
Preis: DM 29,90

Über 130 der häufigsten Fragen zum Thema Wein werden in diesem Buch beantwortet. So erhält der Weinfreund grundlegende Informationen über Weinbau, Weinqualität, Weinproben, Lagerung und Haltbarkeit.

Wein richtig genießen lernen
Von Dr. H. Ambrosi, I. Swoboda,
128 S., 64 Farbfotos, gebunden
ISBN: 3-8068-**4809**-2
Preis: DM 24,90

Dieses Buch vermittelt das Grundwissen, das benötigt wird, um einen Wein fachgerecht beurteilen zu können. Dabei ist es weit entfernt von Fachbelehrung und trockener Wissenschaft.

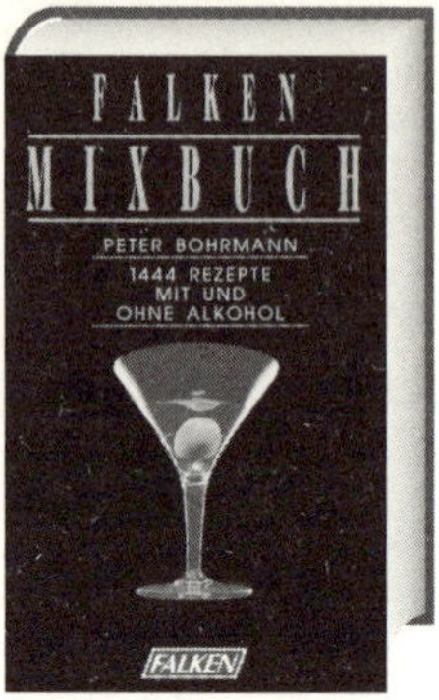

FALKEN Mixbuch
Hrsg.: P. Bohrmann, 560 S.,
227 Farbfotos, gebunden
ISBN: 3-8068-**4733**-9
Preis: DM 39,90

Mixen wie ein Profi – mit Hilfe dieses Buches ist das kein Problem! 1.444 Rezepte warten darauf, gemixt zu werden. Eine ausführliche Warenkunde für alle Zutaten sowie viele Tipps und Tricks zur Zubereitung und zum Dekorieren garantieren optimales Gelingen und vollendeten Genuss.

Cocktails und Drinks
Hrsg: S. Kieslich, 64 S.,
70 Farbfotos, kartoniert
ISBN: 3-8068-**1965**-3
Preis: DM 9,90

Von klassischen Aperitifs, After-Dinner-Drinks und Cocktails bis hin zu exotischen Longdrinks und Bowlen mit und ohne Alkohol reicht die bunte Palette der Rezepte in diesem Buch.

Alkoholfreie Drinks
Hrsg.: B. Schwiers, 64 S.,
50 Farbfotos, kartoniert
ISBN: 3-8068-**1947**-5
Preis: DM 9,90

Es geht auch „ohne". Verwöhnen Sie sich und Ihre Gäste mal mit Drinks ohne Alkohol. Das Buch zeigt Ihnen die große Vielfalt der alkoholfreien Mixgetränke von kalorienarmen Light Drinks über exotische Tropical Drinks bis zu verführerischen Milchshakes.

FALKEN

Eine Auswahl aus dem Verlagsprogramm

ɫAT UND WISSEN

3ewerbung/Karriere

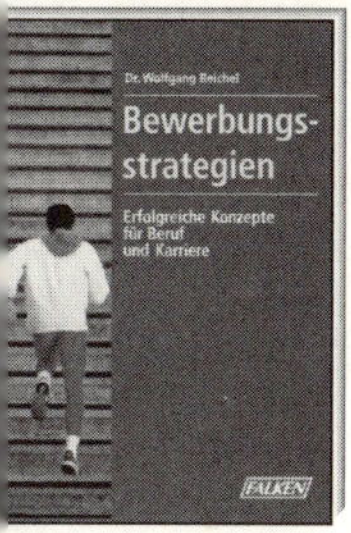

ɛwerbungsstrategien
ɪ27-3, von Dr. W. Reichel,
ː8 S., kart.
ɅM 14,90

ɡale Bewerbungstricks
ɪ325-2, von V. S. Rottmann,
ɪ S., kart.
ɅM 12,90

benslauf und Bewerbung
ɪ007-5, von H. Friedrich,
2 S., kart.
ɅM 9,90

ɪrstellungsgespräche
ɪ012-1, von H. Friedrich,
ɪ4 S., kart.
ɅM 11,90

ɪrufsstart für Hochschul-
ɪsolventen
ɪ82-1, von Dr. W. Reichel,
ɪ4 S., kart.
ɅM 19,90

sttrainer Einstellungstests
ɪ99-4, von Dr. W. Reichel,
6 S., geb.
ɅM 15,–
ɪnitierter Sonderpreis)

beitszeugnisse
ɪ44-9, von A. Nasemann,
6 S., kart.
ɅM 16,90

chtsratgeber für Arbeit-
hmer
258-2, von U. Teschke-
ɪhrle, 160 S., kart.
ɅM 16,90

Selbständigkeit und freie Mitarbeit
1891-6, von T. Hammer, Dr. W. Kiefl, 144 S., kart.
DM 19,90

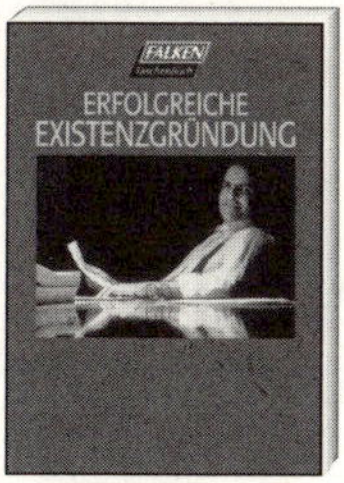

Erfolgreiche Existenzgründung
60285-X, von N. Rentrop, 192 S., kart.
DM 19,90

FALKEN Reihe: FALKEN & PITMAN MANAGEMENT
Ausstattung: zwischen 184 S. und 248 S., Broschur
Preis: **DM 39,90**
4972-2 Die ersten 100 Tage als Chef
4973-0 Erfolgreiches Zeitmanagement
4976-5 Richtig delegieren
4971-4 Erfolgreiche Verhandlungstaktiken

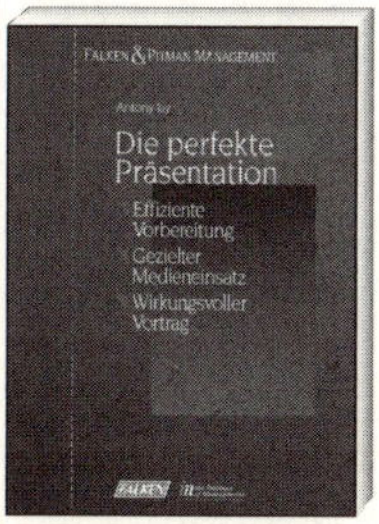

4975-7 Die perfekte Präsentation
4974-9 Meetings erfolgreich steuern
7331-3 Marketing – eine Einführung
7329-1 Erfolgreich im Management
7330-5 Basiswissen für Führungskräfte
7328-3 Mitarbeitermotivation durch Empowerment

Schule/Beruf/ Lernhilfen

FALKEN Reihe: Schülerhilfe
Ausstattung: zwischen 64 S. und 172 S., kartoniert
Preis: zwischen **DM 14,90** und **DM 24,90**

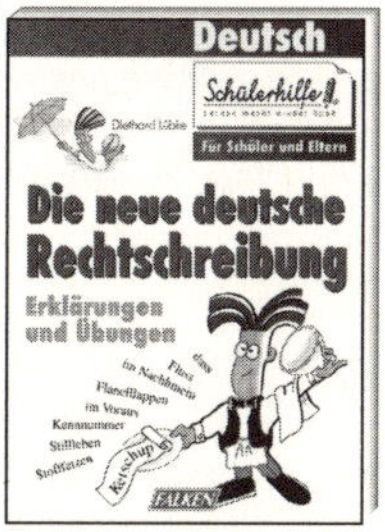

1834-7 Die neue deutsche Rechtschreibung
1625-5 Deutsche Grammatik I
1710-3 Deutsche Grammatik 2
1571-2 Diktate und Ergänzungsübungen
1626-3 Aufsatz
1623-9 Bruchrechnen
1569-0 Geometrie
1709-X Prozent- und Zinsrechnung
1570-4 Gleichungen und Ungleichungen
1888-6 Wurzeln und Potenzen
1624-7 English Pronouns
1574-7 English Tenses
1784-7 If-Clauses & Co.

Handbuch Mathematik
4964-1, von W. Scholl, R. Drews, 848 S., geb.
DM 69,90

Gedächtnistraining mit Eselsbrücken
60060-1, von W. Ettig, 96 S., kart.
DM 12,90

Erfolgreich im Beruf mit NLP
60288-4, von K. Grochowiak, S. Haag, 104 S., kart.
DM 12,90

Buchführung leicht gefaßt
60091-1, von H. R. Pohl, 104 S., kart.
DM 12,90

Schreiben lernen mit Schreibmaschine und PC
60055-5, von O. Fonfara, 112 S., kart.
DM 9,90

Kostenrechnung leicht gemacht
4826-2, von D. Machenheimer, 240 S., geb.
DM 39,90

Recht/Wirtschaft/ Steuern

Was kostet mein Recht?
60234-5, von J. Mosler, 104 S., kart.
DM 12,90

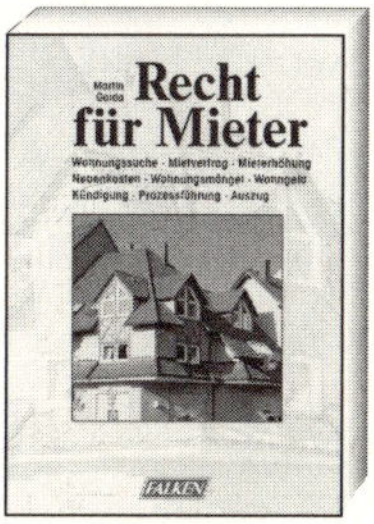

Recht für Mieter
1932-7, von M. Gaida, 304 S., kart.
DM 29,90

ɪd der Preise 01.09.1997 · Änderungen vorbehalten / *unverbindliche Preisempfehlung

Der FALKEN Bauherren-Ratgeber
4888-2, von W. Jung, B. W. Klöckner, 352 S., kart.
DM 39,90

Ihr Recht als Vermieter
60243-4, von R. Richter, P. J. Schneider, A. Pollert, 208 S., kart.
DM 16,90

BAföG
60017-2, von A. Mengeringhausen, 296 S., kart.
DM 19,90

Eheverträge
60037-7, von T. Münster, 226 S., kart.
DM 19,90

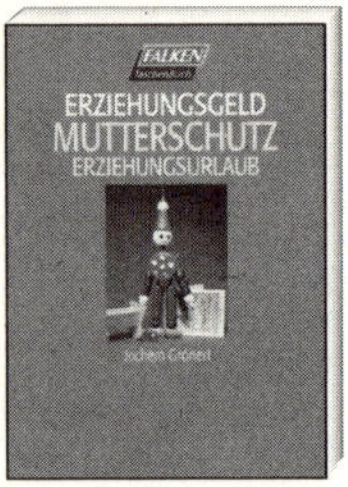

Erziehungsgeld, Mutterschutz, Erziehungsurlaub
60014-8, von J. Grönert, 192 S., kart.
DM 19,90

Scheidung und Unterhalt
60015-6, von T. Drewes, 220 S., kart.
DM 19,90

Wie hoch wird meine Rente?
60209-9, von K. Möcks, A. Schmitt, 160 S., kart.
DM 16,90

Erbschaftsteuer aktuell
60324-4, von W. Ludwig, 128 S., kart.
DM 14,90

Testament und Erbschaft
4139-X, von T. Drewes, R. Hollender, 296 S., geb.
DM 36,–

Keine Angst vor dem Finanzamt
60064-4, von H. Vogt, 132 S., kart.
DM 16,90

Korrespondenz und Rhetorik

Geschäftliche Briefe
60001-6, von G. Briese-Neumann, 120 S., kart.
DM 12,90

Briefe und Reden für den Trauerfall
1789-8, von U. Wetter, 112 S., kart.
DM 16,90

Modernes Redetraining
1575-5, von Prof. Dr. R. Brehler, 120 S., kart.
DM 16,90

Körpersprache
60096-2, von H. Rückle, 96 S., kart.
DM 12,90

Reden für Familienfeiern
60281-7, von G. Kurz, 112 S., kart.
DM 12,90

Lebensstil und Umgangsformen

Farbberatung für die Wohnung
4743-6, von G. Watermann, 128 S., geb.
DM 49,90

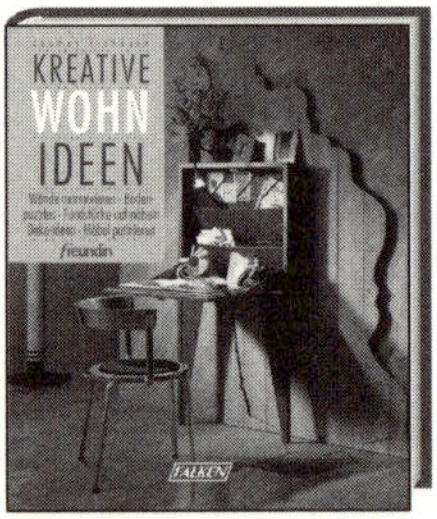

Kreative Wohnideen
4889-0, von T. Eichhorn, 128 S., geb.
DM 39,90

388 Frisuren
4969-2, von M. Rüdiger, R. v. Samson, 128 S., geb.
DM 29,90

Krawatten
7319-4, von F. Chaille, 180 S., geb., mit Schutzumschlag
DM 89,90

Tücher und Schals
1898-3, von E. Weber-Lorkowski, 48 S., kart.
DM 14,90

Moderne Umgangsformen
4814-9, von I. Wolff, 256 S., geb.
DM 39,90

Der gute Ton im Privatleben
60097-0, von R. Bartels, 104 S., kart.
DM 12,90

Feste feiern

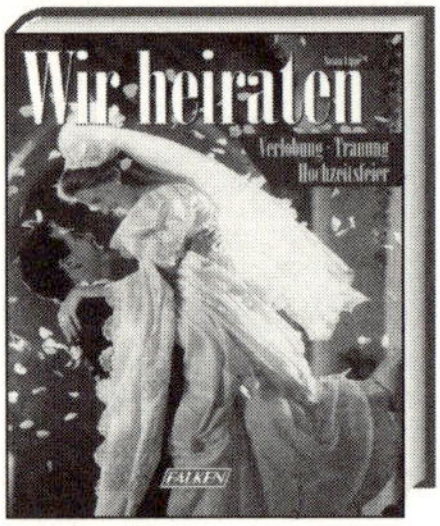

Wir heiraten
4863-7, von S. Lippe, 160 S., geb.
DM 39,90

Hochzeitsfeste mitgestalten
1790-1, von A. Wilke, B. Haß 104 S., kart.
DM 19,90

Tischdekorationen für die Hochzeit
1825-8, von H. Grob, A. Henseler u.a., 64 S., kart.
DM 19,90

Blumenschmuck für das Brautpaar
4881-5, von H. Grob, A. Henseler u.a., 80 S., geb.
DM 29,90

Neue Hochzeitsreden
60158-6, von S. Harland 112 S., kart.
DM 12,90

Feste feiern
4825-4, von C. Kast, 128 S., geb.
DM 39,90

Die neue Glückwunschfibel
60031-8, von R. Christian-Hildebrandt, 106 S., kart.
DM 9,90

Astrologie/Esoterik

Kinderhoroskop
60242-6, von W. Noé, 152 S., kart.
DM 14,90

Liebes-Horoskop
60297-3, von W. Noé, 128 S., kart.
DM 12,90

Chinesisches Horoskop
60006-7, von G. Haddenbach, 86 S., kart.
DM 9,90

Das Indianische Horosko
60294-9, von W. Noé, 128 S., kart.
DM 14,90

Tarot für alle Decks
60235-3, von B. A. Mertz, 144 S., kart.
DM 14,90

I Ging
60253-1, von R. Sorrell, A. M. Sorrell, 224 S., kart.
DM 19,90

Reiki
60247-7, von B. Glaser. U. Vogt, 128 S., kart.
DM 14,90

Traumdeutung
60045-8, von G. Haddenbach, 172 S., kart.
DM 12,90

Geheimlehren
60236-1, von N. Drury, G. Tillet, 144 S., kart.
DM 16,90

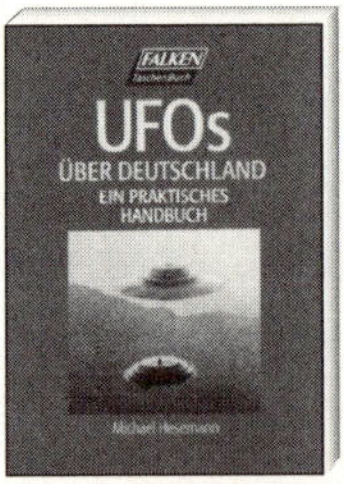

UFOs über Deutschland
60319-8, von M. Hesemar 208 S., kart.
DM 19,90

Auto/Führerschein

er neue Verwarn- und ußgeldkatalog
0292-2, von F. Littek,
26 S., kart.
M 12,90

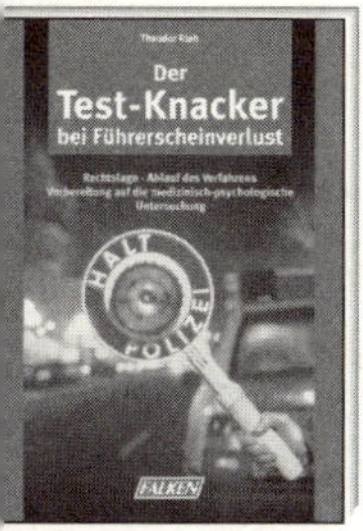

er Test-Knacker bei ührerscheinverlust
262-4, von T. Rieh,
20 S., kart.
M 19,90

rüfungsfragen und rüfungsbogen ir den Führerschein Kl. 3
490-2, 104 S., kart.
M 19,90

Trennkost

rennkost für 1 Person
851-3, von U. Summ,
12 S., geb.
M 29,90

rennkost leichtgemacht ir Berufstätige
890-4, von U. Summ,
28 S., geb.
M 29,90

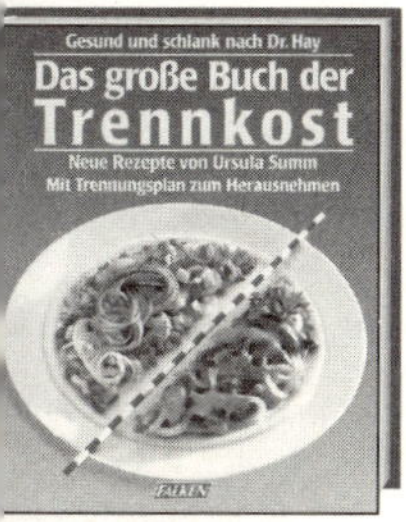

as große Buch der rennkost
498-4, von U. Summ,
28 S., geb.
M 29,90

Das Beste aus Ursula Summs Trennkost-Küche
4985-4, von U. Summ,
160 S., geb.
DM 29,90

Trennkost aus ärztlicher Sicht
60259-0, von Dr. med.
T.-M. Heintze, 84 S., kart.
DM 12,90

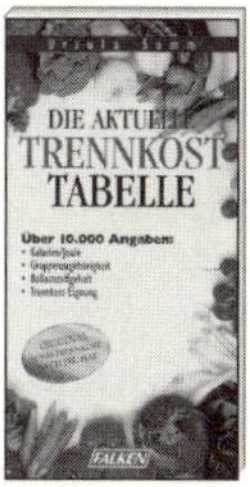

Trennkost-Tabelle
1871-1, von U. Summ,
80 S., Flexcover
DM 14,90

Länderküche

Italienische Küche
4830-0, von M. Kaltenbach,
R. Simeone, 224 S., geb.,
mit Schutzumschlag
DM 49,90

Chinesische Küche
7304-6, von H. Fu-Lung,
224 S., geb., mit Schutzumschlag
DM 49,90

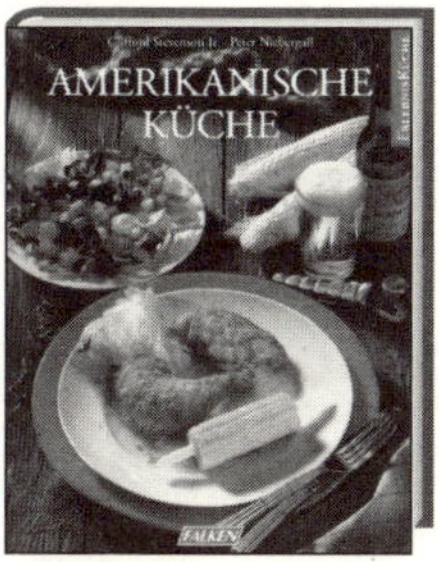

ErlebnisKüche: Amerikanische Küche
7308-9, von C. Stevenson Jr.,
P. Niebergall, 128 S., geb.,
mit Schutzumschlag
DM 39,90

ErlebnisKüche: Thailand
4945-5, von B. Aepli,
128 S., geb., mit Schutzumschlag
DM 34,90

ErlebnisKüche: Englische Landhausküche
4981-1, von D. Watkins,
J. J. Watkins, 128 S., geb.,
mit Schutzumschlag
DM 39,90

Kochen

Unsere Kochschule
4959-5, von M. Kaltenbach,
F. W. Ehlert, 306 S., geb.
DM 25,– (limitierter Sonderpreis)

<u>FALKEN Reihe: ErlebnisKüche</u>
Ausstattung: 128 S., geb.,
mit Schutzumschlag
Preis: **DM 34,90**
4944-7 Nudeln
4946-3 Raclette und heißer Stein
7315-1 Fondues
4984-6 Aufläufe und Gratins
4982-X Salate

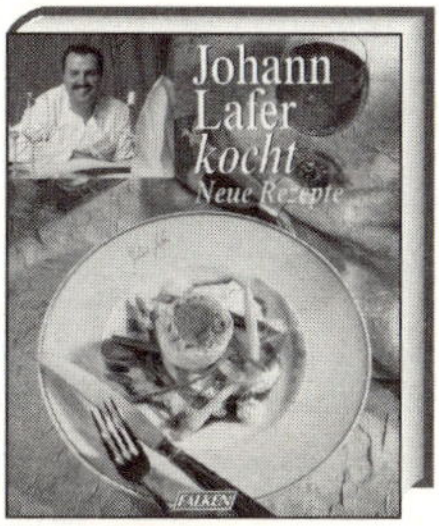

Johann Lafer kocht – Neue Rezepte
7306-2, von J. Lafer,
160 S., geb.
DM 39,90

Johann Lafer kocht mit Kräutern und Gewürzen
7302-X, von J. Lafer,
128 S., geb.
DM 29,90

Preiswert kochen
60025-3, von E. Fuhrmann,
136 S., kart.
DM 12,90

Rezepte mit Joghurt, Kefir & Co.
60068-7, von G. Volz,
104 S., kart.
DM 12,90

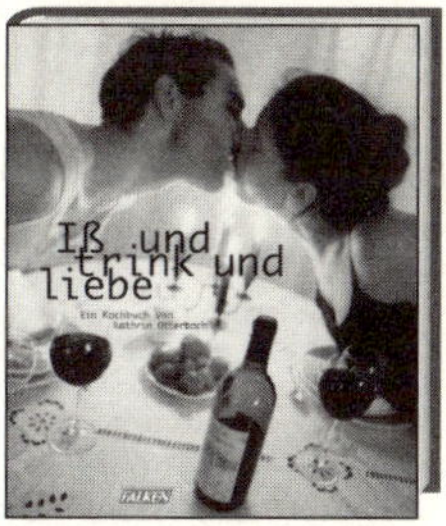

Iß und trink und liebe
7303-8, von K. Ottenbach,
72 S., geb., mit Schutzumschlag
DM 49,90

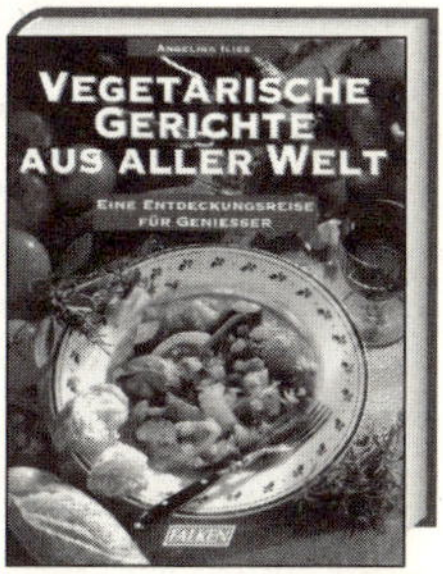

Vegetarische Gerichte aus aller Welt
4977-3, von A. Ilies, 224 S.,
geb., mit Schutzumschlag
DM 49,90

Vollwertküche für Genießer
4815-7, von Prof. Dr. C.
Leitzmann, H. Million,
256 S., geb.
DM 39,90

Das Bioland-Kochbuch
4979-X, von S. v. Küster,
128 S., geb.
DM 29,90

Getränke

FALKEN Mixbuch
4733-9, Hrsg.: P. Bohrmann,
560 S., geb.
DM 39,90

Weinlexikon
4942-0, von Dr. H. Ambrosi,
384 S., geb.
DM 39,90

Mein Hobby Wein
7309-7, von R. Kriesi,
128 S., geb.
DM 34,90

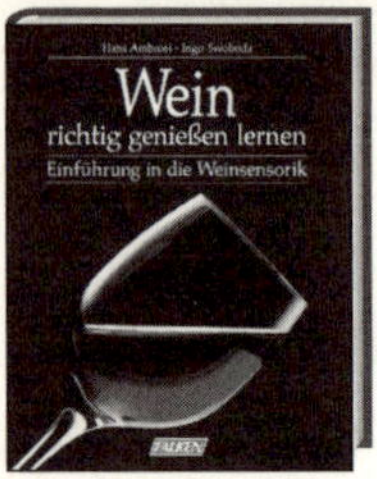

Wein richtig genießen lernen
4809-2, von H. Ambrosi, I. Swoboda, 128 S., geb.
DM 24,90

Was Weinfreunde wissen wollen
7342-9, von Prof. Dr. K. Röder u.a., 192 S., geb.
DM 29,90

Diät/Diabetiker

FALKEN Reihe: Diät und Genuss
Ausstattung: 112 S., kartoniert
Preis: **DM 24,90**
1794-4 Herz- und Kreislauferkrankungen
1793-6 Diabetes mellitus Typ II
1850-9 Gicht
DM 19,90

Gerichte für Diabetiker
60033-4, von M. Oehlrich, 108 S., kart.
DM 12,90

Kochen und Backen bei Nahrungsmittelallergien
4745-2, von Dr. med. C. Thiel, A. Ilies, 128 S., geb.
DM 39,90

Cholesterinarm kochen und genießen
4442-9, von R. Unsorg, 168 S., geb.
DM 49,90

Fettarm kochen – Abnehmen mit Genuß
4866-1, von G. Hölz, H. Million, 128 S., geb.
DM 39,90

Besser leben durch Fasten
60065-2, von G. Leibold, 92 S., kart.
DM 12,90

Mutter und Kind

4761-4 **Mein Kind ist krank, so hilft die Natur**
von Dr. med. H. Wachtl, 160 S., geb.
DM 39,90

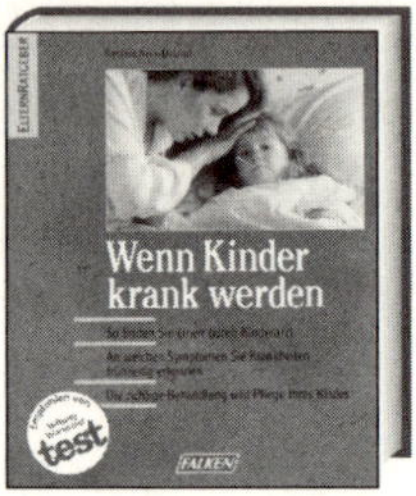

7316-X **Wenn Kinder krank werden**
von B. Nees-Delaval, 240 S., geb.
DM 39,90

Wir werden Eltern
4853-X, von B. Nees-Delaval, 376 S., geb.
DM 39,90

Das erste Jahr mit dem Baby
4884-X, von Dr. med. M. Weber, 144 S., geb.
DM 39,90

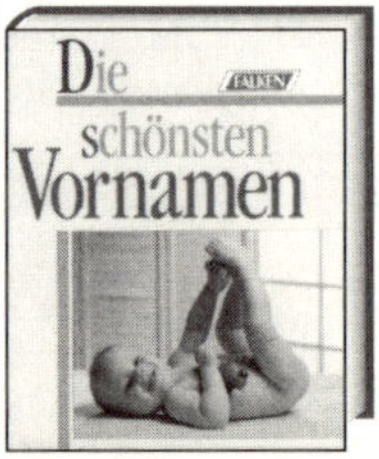

Die schönsten Vornamen
4755-X, von Dr. D. Voorgang, 200 S., geb.
DM 19,90

Die Kunst des Stillens
60084-9, von Prof. Dr. med. E. Schmidt, S. Brunn, 110 S., kart.
DM 12,90

Bachblüten für mein Kind
1773-1, von B. und K. Jacoby, 88 S., kart.
DM 19,90

Mensch und Gesundheit

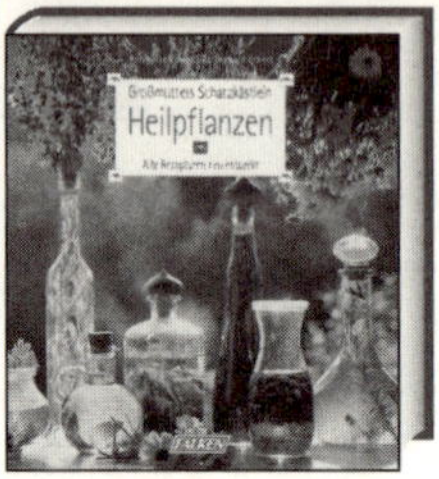

Heilpflanzen
4954-4, von A. Eckert, Dr. G. Eckert, 176 S., geb.
DM 39,90

Blütentherapie nach Dr. Bach
60019-9, von I. Wenzel, 96 S., kart.
DM 9,90

Entschlackungs- und Entgiftungskuren
60306-6, von Dr. med. U. Böhmig, 118 S., kart.
DM 14,90

Traditionelle Chinesische Medizin
60312-0, von Dr. med. C. Kunkel, 118 S., kart.
DM 14,90

Teebaumöl
1878-9, von S. Poth, Prof. Dr. J. Reichling, 96 S., kart.
DM 19,90

Chinesische Fünf-Elemente-Ernährung
68005-2, von Dr. med. C. Kunkel, 144 S., kart.
DM 29,90

Osteoporose-Gymnastik
1736-7, von M. Schmidt, 96 S., kart.
DM 24,90

Allergien
60057-1, von G. Leibold, 100 S., kart.
DM 12,90

Neurodermitis
1649-2, von Prof. Dr. med. phil. S. Borelli, Prof. Dr. med. J. Rakoski, 136 S., kart.
DM 24,90

Rheuma
60040-7, von Prof. Dr. med. K. Gräfenstein, 108 S., kart.
DM 14,90

Schuppenflechte
1467-8, von Prof. Dr. med phil. S. Borelli, Prof. Dr. me R. Engst, 102 S., kart.
DM 19,90

Gymnastik für die Halswirbelsäule
1610-7, von J. Engelmann, 96 S., kart.
DM 19,90

Augentraining
1616-6, von M. Gollub, Hrsg.: K. Haak, 96 S., kart.
DM 24,90

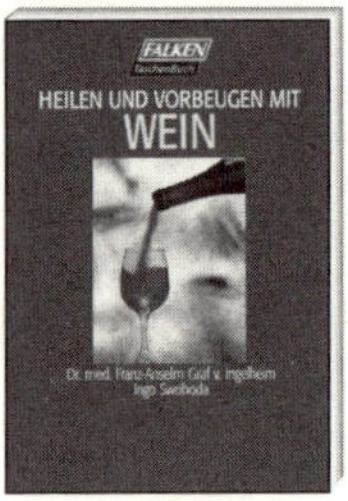

Heilen und Vorbeugen mit Wein
60311-2, von Dr. med. F.-A. Graf von Ingelheim, I. Swoboda, 96 S., kart.
DM 14,90

Massage
60038-5, von K. Schutt, 78 S., kart.
DM 12,90

Akupressur
1231-4, von F. T. Lie, 192 S., kart.
DM 29,90

Fußsohlenmassage
60036-9, von G. Leibold, 96 S., kart.
DM 11,90

Yoga
60093-8, von U. Thomsen 104 S., kart.
DM 12,90

Qigong
1316-7, von L. U. Schoefe 96 S., kart.
DM 19,90

Streß bewältigen durch Entspannung
60070-9, von Dr. med. Ch. Schenk, 122 S., kart.
DM 14,90

\romatherapie
131-8, von K. Schutt,
)6 S., kart.
)M 14,90

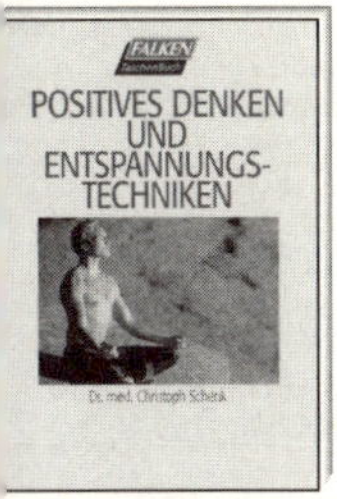

'ositives Denken und
:ntspannungstechniken
;0305-8, von Dr. med.
:. Schenk, 112 S., kart.
)M 12,90

Sport

:ALKEN Reihe: Ratgeber für
leiter
\usstattung: zwischen 128 S.
ınd 176 S., geb.
'reis: zwischen **DM 29,90**
ınd **DM 39,90**
:797-5 Ich will reiten lernen
:845-9 Junge Pferde selbst
ıusbilden
:792-4 Reiten im Gelände

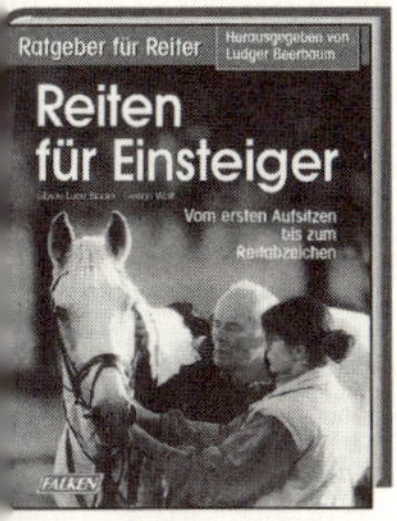

:871-8 Reiten für Einsteiger
:716-9 Reiten auf Gangpferden
:949-8 Wie verstehe ich
nein Pferd?

:ALKEN Reihe: Golf Praxis
;olf für Einsteiger
:uch: 4798-3, von O. Heuler,
60 S., geb.
)M 36,–
'ideo: 6209-5, VHS,
:a. 45 Min.
)M 49,95*

Der Schwung
Buch: 4784-3, von O. Heuler,
128 S., geb.
DM 29,90
Video: 6180-3, VHS,
ca. 45 Min.
DM 49,95*

Das kurze Spiel
Buch: 4799-1, von O. Heuler,
128 S., geb.
DM 29,90
Video: 6181-1, VHS,
ca. 45 Min.
DM 49,95*

Fehler & Korrekturen
Buch: 4872-6, von O. Heuler,
144 S., geb.
DM 39,90
Video: 6182-X, VHS,
ca. 45 Min.
DM 49,95*

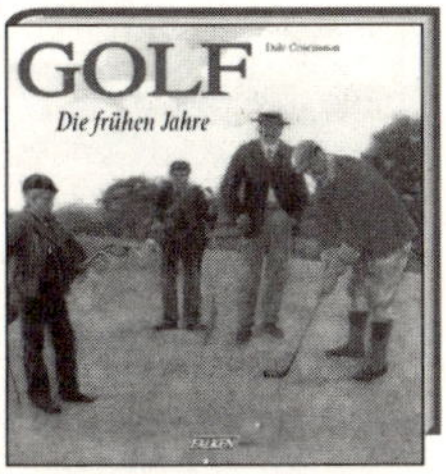

Golf. Die frühen Jahre
7339-9, von D. Concannon,
144 S., geb.,
mit Schutzumschlag
DM 69,90

FALKEN Reihe: Sportregeln
Ausstattung: zwischen 96 S.
und 128 S., kart.
Preis: zwischen **DM 16,90**
und **DM 24,90**
1676-X Basketball
1674-3 Pool-Billard
1675-1 Fußball
1754-5 Eishockey
1755-3 Tennis
1807-X Badminton

Tauchen
4955-2, von S. Müßig,
128 S., geb.
DM 39,90

Tennistraining mit System
4878-5, von A. Ferrauti,
P. Maier, K. Weber,
192 S., geb.
DM 49,90

Billard
1313-2, von Dr. H. Stingl,
112 S., kart.
DM 29,90

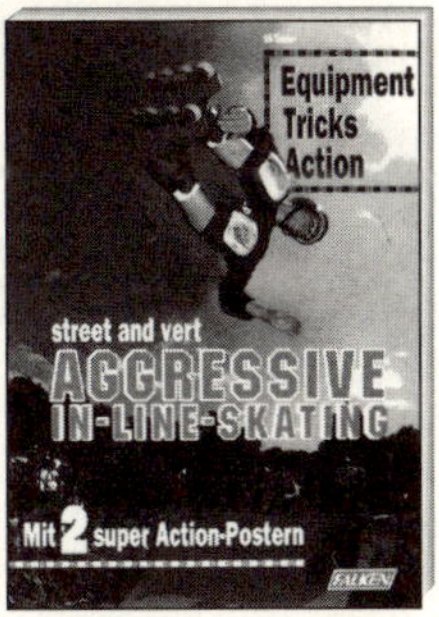

Aggressive In-Line-Skating
1836-3, Hrsg.: U. Sauter,
112 S., kart.
DM 24,90

Freeclimbing
1251-9, von T. Strobl,
160 S., kart.
DM 29,80

Snowboarding
1860-6, von A. Hebbel-
Seeger, ca. 112 S., kart.
ca. DM 24,90

Angeln
60080-6, von E. Bondick,
80 S., kart.
DM 12,90

Tanzen
4948-X, von P. Wolff,
192 S., geb.
DM 49,90

Fitness/Gymnastik

Fitness-Boxen
1671-9, von F. Kürzel,
P. Wastl, 96 S., kart.
DM 24,90

Fit mit Ayurveda
60260-4, von J. Douillard,
208 S., kart.
DM 19,90

Stretching
60085-7, von E. Kleila,
64 S., kart.
DM 9,90

Bodybuilding für Frauen
1510-0, von E. Wanghofer,
88 S., kart.
DM 12,90

Muskeltraining zu Hause
60100-4, von A. Balk,
128 S., kart.
DM 14,90

Kampfsport

Aikido
0537-7, von R. Brand,
280 S., kart.
DM 24,90

Judo
0305-6, von M. Ohgo,
206 S., kart.
DM 19,90

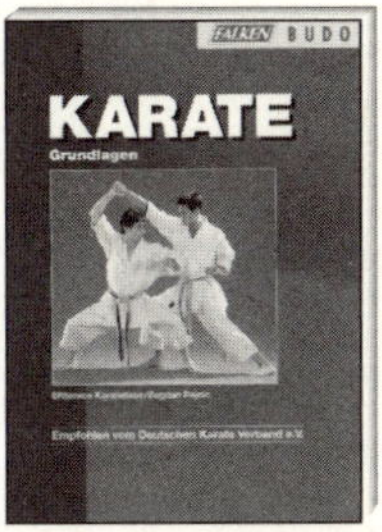

Karate Grundlagen
1863-0, von E. Karamitsos,
B. Pejcic, 144 S., kart.
DM 29,90

Shaolin-Kempo Kung-Fu
1864-9, von R. Czerni,
K. Konrad, 246 S., kart.
DM 29,90

25 Shotokan-Katas
0859-7, von A. Pflüger,
88 S., kart.
DM 19,90

Bruce Lee – Sein Leben
und Kampf
0392-7, v. L. Lee, 136 S., kart.
DM 24,90

Bruce Lees Kampfstil 1
0473-7, von B. Lee,
M. Uyehara, 112 S., kart.
DM 14,90

Bruce Lees Kampfstil 2
0486-9, von B. Lee,
M. Uyehara, 128 S., kart.
DM 12,90

Dynamische Tritte
1683-2, von G. Chung,
C. Rothrock, 128 S., kart.
DM 19,90

Taekwondo
0347-1, von K. Gil, 152 S., kart.
DM 19,90

Ninja
1161-X, von A. Adams,
192 S., kart.
DM 19,90

Heimwerken/Technik

FALKEN Reihe: Do it yourself
Ausstattung: zwischen 80 S., und 104 S., kart.
Preis: **DM 19,90**
1665-4 Reparaturen in Haus und Garten
1159-8 Betonieren, Mauern, Fliesen
1857-6 Bäder ausbauen und modernisieren
1118-0 Sanitärinstallationen
1799-5 Fliesen liegen
1855-X Tapezieren und Streichen
1841-X Dachausbau
1308-6 Alarmanlagen
1859-2 Elektroarbeiten
1716-2 Sicherheit an der Haustür
1717-0 Umweltbelastungen

14983-8 **Heimwerken**
von T. Pochert, 416 S., geb.
DM 49,90

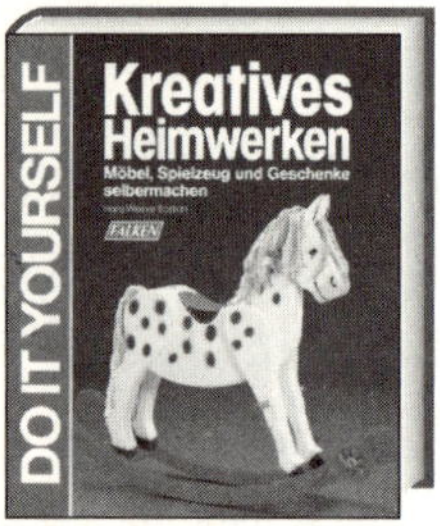

4997-8 **Kreatives Heimwerken**
v. H.-W. Bastian, 256 S., geb.
DM 49,90

Foto/Video

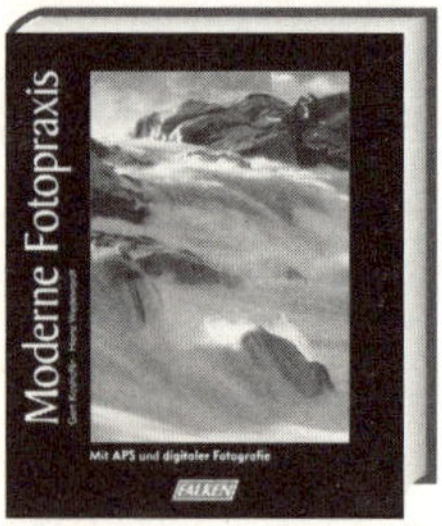

Moderne Fotopraxis
7310-0, von G. Koshofer, Prof. H. Wedewardt, 240 S., geb.
DM 49,90

Videofilmen wie ein Profi
4506-9, von T. Pehle, 232 S., geb.
DM 45,–

Zeichnen und Malen

Kreativ zeichnen
4688-X, von B. Bagnall, 176 S., geb.
DM 39,90

Aquarellmalerei
4529-8, von Prof. W. Wrisch, 136 S., geb.
DM 39,90

Kalligraphie
1044-3, von I. Schade, 80 S., kart.
DM 19,90

Airbrush
1133-4, von C. M. Mette, 80 S., kart.
DM 19,90

Seidenmalerei

Lexikon der Seidenmalerei
4737-1, von K. Huber, 208 S., geb.
DM 49,90

Einführung in die Seidenmalerei
0611-X, von R. Henge, 88 S., kart.
DM 19,90

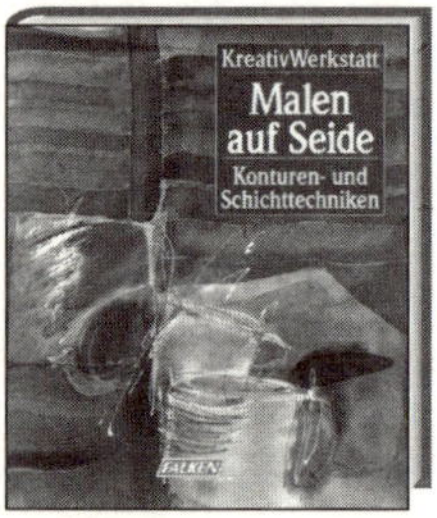

Malen auf Seide
4941-2, von C. Köhl, Shahida
112 S., geb.
DM 29,90

Aquarellieren auf Seide
4842-4, von Shahida, 112 S., geb.
DM 39,90

Verschiedene Techniken

Alles aus Wellpappe
1430-9, von I. Kasperek, 64 S., kart.
DM 19,90

Geschenke individuell verpacken
1113-X, von P. Jansen, 80 S., kart.
DM 19,90

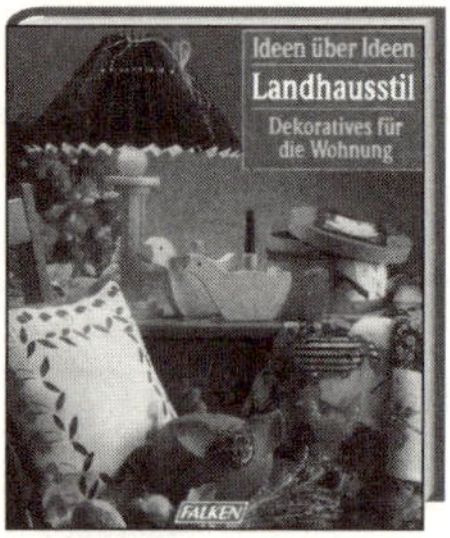

Landhausstil
7332-1, 128 S., geb.
DM 34,90

Artischockentechnik
1682-4, von M. von Perbandt, K. Teuber, 64 S., kart.
DM 19,90

Patchwork und Quilt
4803-3, von I. Kahmann u.a., 112 S., geb.
DM 29,90

Nähen
4709-6, von S. von Rudzinski, 176 S., geb.
DM 39,90

Perfekt Stricken
4821-1, von H. Jaacks, 224 S., geb.
DM 39,90

Töpfern ohne Scheibe
0896-1, von A. Riedinger, 80 S., kart.
DM 19,90

Dekorieren und Gestalten mit Naturmaterialien
4748-7, von E. Dommershausen u.a., 128 S., geb.
DM 29,90

Stempeln
1823-1, von E. Metz, P. Läpple, 80 S., kart.
DM 19,90

Freundschaftsbänder
1720-0, von A. Neeb, E. Walch u.a., 64 S., kart.
DM 19,90

Bücher, Alben, Schachteln selbermachen
4772-X, von P. Baumgartne
96 S., geb.
DM 29,90

Geldgeschenke und Geschenkgutscheine
1684-0, von S. Haenitsch-Weiß, 64 S., kart.
DM 19,90

Einladungs-, Tisch- und Menükarten
1302-7, von S. Haenitsch-Weiß, 80 S., kart.
DM 19,90

Spiele/Denksport

Bridge für Einsteiger
1691-3, von B. Ludewig, 104 S., kart.
DM 16,90

Doppelkopf
1828-2, von U. Vohland, 96 S., kart.
DM 16,90

Kartenspiele
7333-X, von M. Mala, 176 S., geb.
DM 29,90

Kartenspiele für eine Perso
1689-1, von M. Fuchs, R. Luwisch, 80 S., kart.
DM 16,90

Poker
60225-6, von C. D. Grupp, 112 S., kart.
DM 12,90

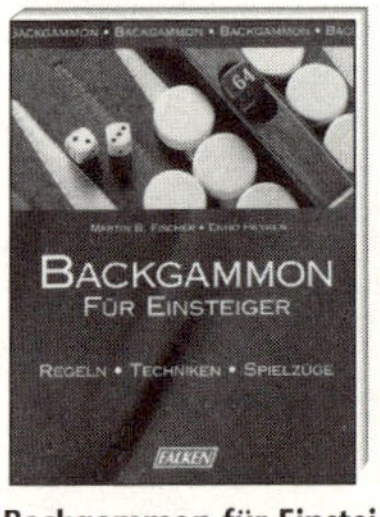

Backgammon für Einsteig
1690-5, von M. B. Fischer, E. Heyken, 104 S., kart.
DM 16,90

as Skatspiel
0151-9, von K. Lehnhoff,
12 S., kart.
M 12,90

chach für Einsteiger
724-3, von E. Heyken,
20 S., kart.
M 19,90

pielideen für Partys
725-1, von E. und
. Bücken, 88 S., kart.
M 16,90

**11 Spielideen, das Ge-
ächtnis zu trainieren**
329-0, von T. Werneck,
5 S., kart.
M 16,90

**nobeleien und Denk-
portaufgaben**
0099-7, von K. Rechberger,
00 S., kart.
M 12,90

Ratgeber für Kinder

***LKEN Reihe: Ratgeber für
nder***
usstattung: zwischen 48 S.,
nd 64 S., geb.
eis: **DM 19,90**
97-1 Mein Mutmachbuch
95-5 Mein Umzugsbuch
98-X Mein Krankenhaus-
uch
99-8 Mein Buch vom
örper
91-9 Mein Kochbuch
90-0 Mein Ballettbuch
00-5 Mein Fußballbuch
38-2 Mein Fahrradbuch
40-4 Welches Tier passt
enn zu mir?
96-3 Mein erstes
erdebuch

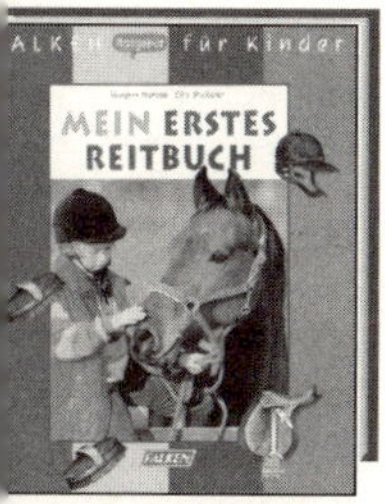

37-2 Mein erstes Reitbuch
94-7 Mein Katzenbuch
39-0 Mein Hundebuch
93-5 Mein Hamsterbuch

7338-0 Mein Meer-
schweinchenbuch
4992-7 Wenn meine Eltern
sich trennen
7336-4 Mein Freund-
schaftsbuch

Kinderbeschäftigung

**Lauter tolle Sachen, die
Kinder gerne machen**
4731-2, Hrsg.: U. Barff,
352 S., geb.
DM 39,90

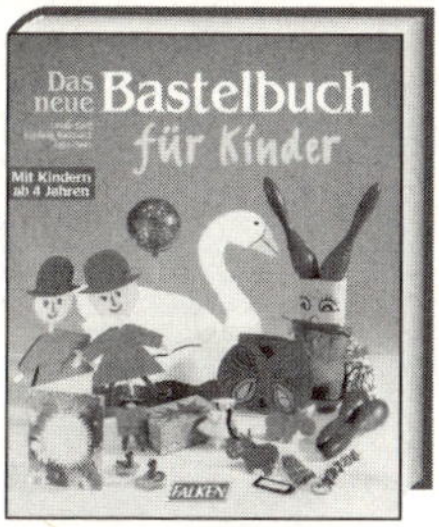

**Das neue Bastelbuch für
Kinder**
4893-9, von U. Barff,
I. Burkhardt, J. Maier,
208 S., geb.
DM 39,90

**Basteln mit Pappe und
Papier**
4843-2, Hrsg.: U. Barff,
112 S., geb.
DM 29,90

Schminken und Verkleiden
4773-8, von W. Stelzenham-
mer, Hrsg.: U. Barff,
128 S., geb.
DM 29,90

Zauberbuch
7340-2, von U. Schenk,
M. Sondermeyer, 112 S.,
geb.
DM 29,90

**Spielen mit einfachen
Sachen**
4994-3, von A.-G. Patz,
D. Patz, 112 S., geb.
DM 29,90

Spiele für Kleinkinder
60022-9, von D. Kellermann,
104 S., kart.
DM 12,90

**Kinderleichte Kochrezepte
für kleine Leute**
4850-5, von K. Müller-Urban,
128 S., geb.
DM 19,90

Garten

FALKEN Gartenjahr
4730-4, von K. Greiner,
A. Weber, P. Michaeli-Ach-
mühle, 320 S., geb.
DM 39,90

100 englische Gärten
4885-8, von P. Taylor,
216 S., geb., mit Schutz-
umschlag
DM 79,–

Bauerngärten
4786-X, von U. Krüger,
128 S., geb.
DM 39,90

**Gartengestaltung mit
Phantasie**
7318-6, von K. Greiner,
Dr. A. Weber, 208 S., geb.,
mit Schutzumschlag
DM 79,90

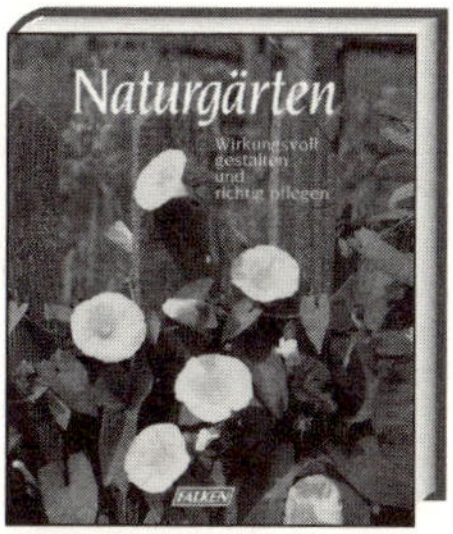

Naturgärten
4967-6, von J. Korz,
240 S., geb.
DM 69,90

**Blumen, Stauden,
Ziergehölze**
4753-3, von K. Greiner,
Dr. A. Weber, 384 S., geb.
DM 69,90

FALKEN Lexikon Gartenteich
4778-9, von I. Polaschek,
A. Fischer-Nagel, 216 S., geb.
DM 49,90

Grüner wohnen
4886-6, von U. Krüger,
144 S., geb.,
mit Schutzumschlag
DM 49,90

Tiere

Wellensittiche
1813-4 von H. Bielfeld
96 S., kart.
DM 16,90

Alles über Papageien
1221-7, von H. Bielfeld,
80 S., kart.
DM 14,90

Alles über Kanarienvögel
0901-1, von H. Schnoor,
64 S., kart.
DM 14,90

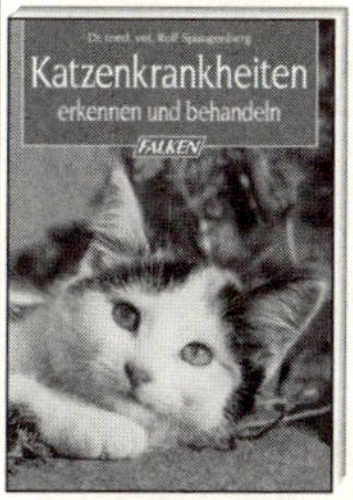

Katzenkrankheiten
1733-2, von Dr. med. vet.
R. Spangenberg, 112 S., kart.
DM 16,90

Richtige Katzenernährung
1869-X, von H. Wenzel,
96 S., kart.
DM 16,90

Zwerg- und Goldhamster
1734-0, von M. Mettler,
96 S., kart.
DM 16,90

Meerschweinchen
1812-6, von M. Mettler,
96 S., kart.
DM 16,90

Das Süßwasseraquarium
4752-5, von Dr. med. vet.
J. Etscheidt, 224 S., geb.
DM 49,90

Terrarium
7313-5, von W. Ullrich,
128 S., geb.
DM 29,90

***FALKEN Reihe:
Hundebibliothek***
Ausstattung: zwischen 80 S.
und 112 S., kartoniert
Preis: zwischen **DM 16,90**
und **DM 19,90**
1604-2 Hundekrankheiten
erkennen und behandeln

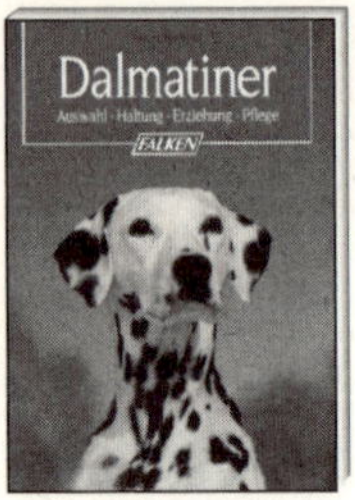

1757-X Dalmatiner
1756-1 Dackel
1677-8 Labrador, Retriever
1643-3 Golden Retriever
1644-1 Neufundländer und Landseer
1642-5 Yorkshire Terrier
1512-7 Streuner und Tierheimhunde
1596-8 Boxer
1514-3 West Highland White Terrier
1513-5 Schäferhunde

1808-8 Setter
1866-5 Siberian Husky
1809-6 Hovawart
1811-8 Foxterrier
1868-X Richtige Hundeernährung
1810-X Rechtsratgeber für Hundehalter

Die beliebtesten Hundenamen
1681-6, von H.-J. Schließke,
96 S., kart.
DM 9,90

Das neue Hundebuch
60079-2, von W. Busak,
124 S., kart.
DM 14,90

Erfolgreiche Hundeerziehung
4808-4, von U. Birr,
144 S., geb.
DM 29,90

Reisevideo

FALKEN Reihe: Reisevideos
Ausstattung: VHS, ca. 60 Min.
Laufzeit, in Farbe
Preis: **DM 39,95***

FALKEN hat Reisevideos zu über 70 Urlaubszielen in aller Welt von **A** bis **Z**

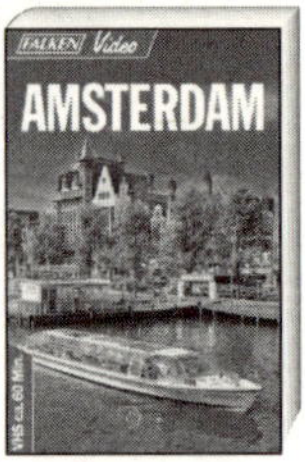

6249-4 Amsterdam

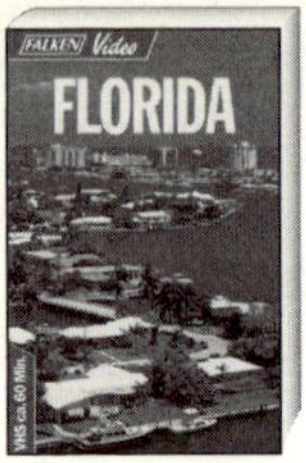

6228-1 Florida

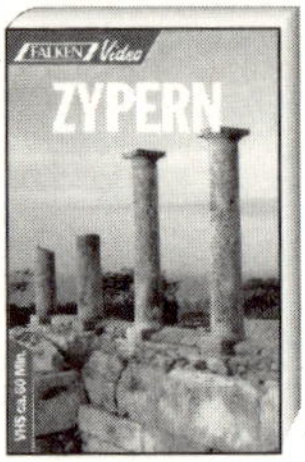

6206-0 Zypern

ISBN-Bestandteil: 3-8068- / bei Buchnummern, die mit der Ziffer 6 beginnen, lautet der ISBN-Bestandteil: 3-635-

BESTELLSCHEIN

Hiermit bestelle ich aus dem Programm der Verlagsgruppe FALKEN, Postfach 11 20, D-65521 Niedernhausen, **durch die Buchhandlung:**

Falls durch besondere Umstände Preisänderungen notwendig werden, erfolgt Auftragserledigung zu dem bei der Lieferung gültigen Preis.
(Soweit gesetzlich nicht anders vorgesehen, ist der Erfüllungsort und Gerichtsstand der jeweilige Sitz der Lieferfirma).

Anzahl	Bestell-Nr.:	Titel	Einzelpreis	Gesamtpreis
			Summe	

Name: Straße:

zzgl. Porto- und Versandkosten

Ort:

Datum: Unterschrift:

(Bei Jugendlichen der gesetzliche Vertreter)

FTB-V V H '9

Werbemittel-Nr. 99142

FALKEN

Der Spezialist für nützliche Bücher und Videos